新编21世纪高等职业教育精品教材

婴幼儿托育服务与管理系列

婴幼儿
健康评估与指导

主 编／王 宁 李 雪 蔡 健

副主编／刘艳红 李佳佳 张文江

参 编／郑 云 王素梅 王 蛟

　　　　崔振中 刘 君 吴 敏

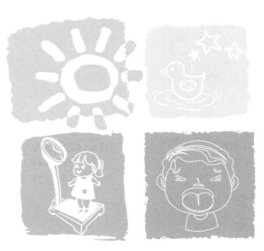

中国人民大学出版社

·北京·

图书在版编目（CIP）数据

婴幼儿健康评估与指导 / 王宁，李雪，蔡健主编.
－－北京：中国人民大学出版社，2022.1
新编21世纪高等职业教育精品教材.婴幼儿托育服务
与管理系列
ISBN 978－7－300－30015－3

Ⅰ.①婴… Ⅱ.①王… ②李… ③蔡… Ⅲ.①婴幼儿
－健康－评估－高等职业教育－教材 Ⅳ.① R179

中国版本图书馆 CIP 数据核字（2021）第 230091 号

新编21世纪高等职业教育精品教材·婴幼儿托育服务与管理系列
婴幼儿健康评估与指导
主　编　王　宁　李　雪　蔡　健
副主编　刘艳红　李佳佳　张文江
参　编　郑　云　王素梅　王　蛟
　　　　崔振中　刘　君　吴　敏
Yingyou'er Jiankang Pinggu yu Zhidao

出版发行	中国人民大学出版社	
社　　址	北京中关村大街 31 号	邮政编码　100080
电　　话	010 - 62511242（总编室）	010 - 62511770（质管部）
	010 - 82501766（邮购部）	010 - 62514148（门市部）
	010 - 62515195（发行公司）	010 - 62515275（盗版举报）
网　　址	http://www.crup.com.cn	
经　　销	新华书店	
印　　刷	天津鑫丰华印务有限公司	
开　　本	787 mm × 1092 mm　1/16	版　　次　2022 年 1 月第 1 版
印　　张	12.75	印　　次　2024 年 1 月第 7 次印刷
字　　数	236 000	定　　价　39.00 元

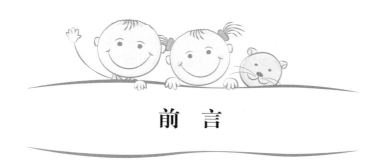

前　言

　　随着经济社会的发展，世界各国越来越重视婴幼儿的健康成长，并强调托幼机构与保健医疗等多方社会力量合作提高婴幼儿健康服务与管理水平。我国健康服务产业起步相对较晚，20 世纪 90 年代后期，国内对健康服务的需求快速增长，健康服务机构发展态势迅猛，尤其是婴幼儿健康服务产业也在快速发展，迫切需要大量专业工作者。

　　近年来，国家对学前教育作出全面系统重要部署，党的二十大报告指出"群众在就业、教育、医疗、托育、养老、住房等方面面临不少难题"，强调"优化人口发展战略，建立生育支持政策体系，降低生育、养育、教育成本"。《中华人民共和国国民经济和社会发展第十四个五年规划和 2035 年远景目标纲要》将"每千人口拥有 3 岁以下婴幼儿托位数 4.5 个"作为经济社会发展主要指标之一。《"十四五"卫生健康人才发展规划》也明确提出了"实施国家托育服务人才培训计划，力争到 2025 年培养和培训托育服务专业人才不低于 100 万人"的工作目标。

　　对婴幼儿健康进行评估与指导，对于促进婴幼儿身心全面和谐发展、加强儿童潜能开发具有重要意义。社会的变革和时代的需求促使婴幼儿服务与管理专业人员越来越趋于职业化，为了加强婴幼儿托育服务与管理专业建设及人才培养工作，助力中国新时代托育高质量发展，以党的二十大报告中的"幼有所育，学有所教"指示精神为指引，在全国地方高校学前教育专业学术协作联盟以及相关专业院校领导和同人的关怀支持下，我们组织了来自河北保定幼儿师范高等专科学校、湖南永州职业技术学院、河北定兴县医院等单位的医学、教育学、运动学、心理学等领域的老师和专家共同编写了本教材。

　　本教材以学生就业为导向，以能力培养为本位，以岗位需求为依据，按照培养技能型和服务型高素质从业者的定位，强调理论与实践相结合，倡导学生主动学习，努力提高教材的趣味性、可读性，适合作为婴幼儿托育服务与管理专业的核心课教材，也可作为学前教育和早期教育专业的选修课教材。

本教材由河北保定幼儿师范高等专科学校的王宁、李雪，及湖南永州职业技术学院的蔡健担任主编；河北定兴人民医院的刘艳红，河北保定幼儿师范高等专科学校的李佳佳、张文江担任副主编；郑云、王素梅、王蛟、崔振中、刘君、吴敏参与了本教材编写。具体分工如下：王宁和王蛟编写第一章，王宁、李雪、张文江和刘君编写第二章，李雪和李佳佳编写第三章，蔡健、王素梅和吴敏编写第四章，李雪和崔振中编写第五章，蔡健、刘艳红和郑云编写第六章。河北保定幼儿师范高等专科学校的冯莹为本教材绘制插图，陈坤彦对图片进行后期制作，宋若廷小朋友为拍摄图片担任模特。

本教材在编写过程中，参考并借鉴了许多国内专家、学者的观点和资料，在此一并表示感谢！同时，感谢全国地方高校学前教育专业学术协作联盟领导小组办公室主任、《陕西学前师范学院学报》编辑部主任兼执行副主编熊伟教授对本教材多次的整体审阅与修改提高。

由于编者水平和能力有限，本教材难免存在不妥之处，期待广大专家和读者不吝批评指正，以便再版时改进完善。

编 者

2021 年 11 月

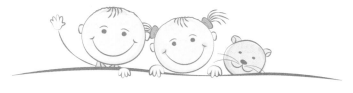

目　录

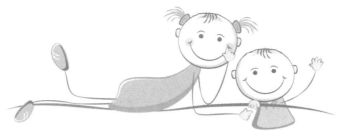

第一章 婴幼儿健康评估与指导概述

学习目标

1. 能够从多个维度认识婴幼儿健康活动的各类结构及其要素；
2. 了解婴幼儿健康评估的基本目标和主要功能；
3. 熟悉婴幼儿健康评估的基本特征、标准和常用方法；
4. 树立对婴幼儿托育事业的使命感和责任感，具有良好的职业道德和人文素养。

学习重难点

1. 婴幼儿健康活动体系中各类结构之间的相互作用关系；
2. 婴幼儿健康状态评估标准的制定过程与方法；
3. 婴幼儿健康状态评估方案的编制过程与方法。

学习方法

自主学习、集体讨论、实操练习。

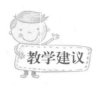
教学建议

1. 引导学生检索阅读与婴幼儿健康活动主题相关的视听资料，辅助理解该活动体系的各类结构；
2. 指导学生分组合作编制一份婴幼儿健康状态专项评估方案。

第一节 婴幼儿健康活动体系结构分析

　　健康活动是指为了维护和增强健康状况所进行的各种生活、运动与卫生保健等活动，比如进食营养丰富的食物、进行适当的体育锻炼、保证充足的睡眠等。这些都是婴幼儿自身生长、学习和发展需要的基本活动。婴幼儿年龄尚小、能力比较弱，需要在成人引导下才能逐渐学会和发展自己的能力与相关素质。

一、婴幼儿健康活动系统的构成

　　婴幼儿健康活动系统主要包括生活活动、保健活动、体育活动、环境保护活动、安全自护活动五个方面（见表1-1）。

表1-1　婴幼儿健康活动系统的构成

健康活动系统	生活活动	饮食活动
		睡眠活动
		盥洗活动
		如厕活动
		着装活动
	保健活动	眼睛、牙齿保健活动
		皮肤保健活动
		其他身体器官保健活动
		心理健康保健活动

续表

	体育 活动	走步活动		
		跑步活动		
		跳跃活动		
		投掷与挥击活动		
		攀爬钻活动		
		平衡活动		
		体操活动		
		球类活动		
	环境 保护 活动	自然环境保护活动		
		家庭环境保护活动		
		社会环境保护活动		
	安全 自护 活动	常识安全活动		
		交通安全活动		
		意外自救活动		

二、婴幼儿健康活动内容的基本结构

婴幼儿健康活动内容主要包括动机和目标、活动对象、操作活动、活动环境、活动结果、监控与评价（见图1-1）。

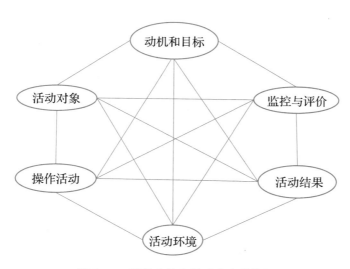

图1-1 婴幼儿健康活动内容结构图

（一）动机和目标

动机是激发和维持有机体的行动，并使行动导向某一目标的心理倾向或内部驱力，简单说就是主体在所需事物吸引下转化而成的从事活动的念头。目标是个体努力要达到的具体成绩标准或结果，是个体期望的未来状态。动机必须有目标，目标引导个体行为的方向，并且提供原动力。个体对目标的认识，由外部的诱因变成内部的需要，进而成为行为的动力并推动行为发生。活动动机和目标可以分为认知性动机和目标、操作性动机和目标、发展性动机和目标。

婴幼儿开展健康活动的动机和目标，基本处于满足需要和参与活动的较低层次，以直接动机为主。比如婴幼儿进食活动主要是因为饥饿或者美食的诱惑所引起的进食需要，还达不到主动摄取营养的层次。

（二）活动对象

活动对象指行动或思考时作为目标的事物，包括认知对象、操作对象、保护与发展对象。认知对象主要是活动中的外界环境、活动结果、自己的行为及其相互关系等；操作对象主要指活动使用的工具、合作伙伴、环境中的物体等；保护与发展对象主要指自己的身体、心理和动作等。

（三）操作活动

操作活动是指主体利用自己的躯体作用于外部世界的具体实践活动，包括动作和认知活动。

动作是由意识控制，以自觉的目的为特征，由一定的动机所激发并且按照一定规则进行的身体活动。动作不是单纯的身体活动，它是由心理控制的身心共同参与的活动。在个体发展过程中，婴幼儿时期对动作目的与后果的意识程度较低，甚至处于意识阈下，所以容易产生冲动动作，但随着婴幼儿自我意识的发展，加上成人的教育、诱导、培养，这种动作便会逐渐转化为意识程度较高的意志动作，此时的动作更合理、更科学。

认知活动存在于全过程中的各种具体活动中，动机的形成、目标的确定、动作的选择与设计、结果的反思等，都以认知活动为基础，它不仅是反映事物的活动，也是发展自身知识、认知、个性心理和情意的活动类型。

（四）活动环境

活动环境是活动所在空间条件的总和，包括自然环境、社会环境和文化环境。在活动中，外界环境是主体的认识对象，它对动机的产生以及目的的确立都具有一定的影响，尤其是社会环境对主体身心状态的影响，越来越受到教育者的重视。

婴幼儿的环境意识以及适应、改造环境的能力随着年龄的增长、活动经验的积累而发展，成人的指引能有效促进婴幼儿环境意识的发展。

（五）活动结果

活动结果是对象在操作活动和环境的直接作用下产生的变化，可以分为认知性结果、操作性结果、发展性结果。认知性结果包括对全部活动要素及其关系认知的变化，比如颜色、大小、重量、自己的动作等；操作性结果包括活动用具、器械、运动状态变化，以及身体活动引起的身心状态的变化；发展性结果包括身体、智力、个性心理素质等诸多方面量或质的变化。

目前人们对婴幼儿健康活动结果的认识正在逐步发生变化，越来越重视发展性结果的开发。在成人正确的引导下，婴幼儿不仅能认识到健康对自己身体发展的价值，还能认识到健康对行为和心理的发展价值。

（六）监控与评价

监控是指在活动中对婴幼儿身心的监督和调节。评价是在活动过程中对婴幼儿身心活动进行价值判断的活动。监控和评价是婴幼儿健康活动开展的重要动力，也是婴幼儿发展自我意识的主要途径之一。

在成人的指导和帮助下，婴幼儿能初步建立监控自己身体和心理的意识，并对自己的行为进行初步判断。

综上所述，对象是活动的中心，所有活动都围绕对象实施开展，在活动中对活动对象施加影响，使之向预期的方向变化是活动的实质；操作活动是使活动对象发生变化最直接的因素，是活动的关键环节，它直接影响活动结果；活动结果是主体活动关注的焦点，活动的根本目的就是获得发展性的活动结果。而对活动内容与结构进行了解和研究，就是为了优化活动结构以便获得最佳的发展性结果。

三、婴幼儿健康活动过程的基本结构

过程结构是指活动中各个阶段相互联系和相互作用的方式，是各阶段每个要素自身运动的过程，也是彼此之间相互作用的过程。婴幼儿健康活动过程主要包括定向准备阶段、实施阶段、反馈评估阶段。

（一）定向准备阶段

1.形成和调节动机活动

动机是在需要的基础上产生的，它是激发人们进行各种活动的内部动力。诱因的存在也是动机产生的一个重要条件。

从图1-2中可以看出，活动中，在需要的基础上产生的动机不止一个，有时会因环境及其他诱因对立而出现。因此，在动机形成过程中，需要理智思考和情意活动处理这种对立，从而进一步确定某个主导动机。

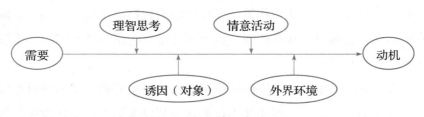

图1-2　动机形成过程示意图

在婴幼儿早期形成动机的过程中，理性因素较弱，而情意因素较强，动机和调节动机强度的意识较差，随着个体的成熟以及体育、生活等活动经验的积累，理性因素会逐步增强。这些能力的发展与成人的指导以及外界环境的改变息息相关。

2.确立目的活动

目的的确立是一个复杂的认知过程（见图1-3），在整个活动中，随着活动的进展，每个阶段都会有不同的目的，并会因活动对象、婴幼儿自身以及外部环境变化而调整，这些目的会阶梯式递进，逐步实现最终目的。

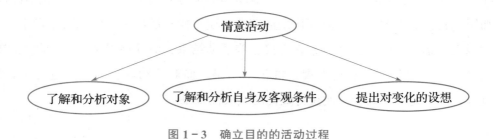

图1-3　确立目的的活动过程

婴幼儿的主观性和情意性强，在确立目的和调节目的时有较强的主观随意性。随着婴幼儿对自我和外界事物认知的增长，以及自身经验的积累等，理性思考能力会逐步发展。

3.选定动作活动

动作是实现目的的主要手段。在婴幼儿习惯活动中，其动作基本固定，不用重新选择，但遇到新的对象或者要改进原来动作的时候，就需要修改或重新选择动作。婴幼儿所掌握的基本动作比较少，质量比较低，缺乏使用动作的经验和知识，这些都会影响婴幼儿选择和修改动作的能力。

（二）实施阶段

实施阶段是主体运用自身认知和选定的动作作用于对象，使之发生预期变化的阶段。在实施阶段，特定主体运用动作作用于对象的同时，还需要密切关注各方面的变化，及时、果断地做出相应调整和改变，以保证目的最终实现。实施阶段也是发展自身素质和改变外界环境的主要阶段。比如，在竞赛性质的体育活动中，活动强度比较大，紧张对抗时动作变化多，对主体的认知能力、运动能力和应变能力要求比较高，同时，对发展其身心素质也有很大帮助。

实施阶段的活动质量决定目的能否实现，以及实现的程度。活动质量高，目的顺利实现，则反馈信息是积极的，主体能体验成功，有自信；活动质量低，则会产生挫败感，自尊心受挫，需要在后一阶段做调节活动，以消除消极情绪。婴幼儿的动作水平比较低，身体素质和认知活动意识、应变能力均比较弱。但是我们也要看到，婴幼儿处在生长期，可塑性强，动作和认知能力发展比较快。

（三）反馈评估阶段

反馈评估阶段是前两个阶段的延续和发展，不仅可以巩固前两个阶段的目标与成果，而且也是发展自我意识和自我调节的重要阶段。

1. 反馈和评估活动

反馈和评估活动由总结前两个阶段的活动成果、反思活动过程并进行自我评价等环节组成。比如婴幼儿在完成投掷动作后，会看看投出去的物体是否击中目标，想一想自己的投掷动作做得如何、用力大小是否合适等；成年人会反思在投掷过程中自己的心理状态和心理活动；而专业运动员则会对自己投掷的最后用力、出手速度和角度进行细致深入的反思。

在婴幼儿期，婴幼儿注重操作性成果，关注直观的结果，对发展性成果想得少，反思和评估过程更少，能力弱，但只要成人注意引导，婴幼儿的反馈和评估意识、能力也会得到较快发展。

2. 调节活动

调节活动主要由身体调节和心理调节两方面构成。身体调节主要指活动结束后，需要适当放松，使身体机能逐渐恢复正常状态；心理调节包括减弱或消除由反馈评估引起的消极情绪，强化成功引起的喜悦、自信等积极性情感。

婴幼儿自我调节的意识和能力较差，通常倾向于任其自然发展，现在教育工作者越来越重视婴幼儿自我认识和自我调节能力的发展。

下面以婴幼儿与家人进餐活动为例，进行活动过程基本结构分析（见表1-2）。

表1-2 婴幼儿与家人进餐活动过程基本结构

活动阶段	定向准备阶段	实施阶段		反馈评估阶段
活动图	见图1-4	见图1-5		见图1-6
各阶段活动目的与内容	1.定向活动：形成进餐交往动机和目的，包括进餐、对家长的亲情、获得家长的认可和喜爱等。 2.准备活动：做好进餐前的准备，如保持安静、洗手等。 3.对进餐和交往行为提出要求。	1.品尝美食，锻炼使用餐具和进餐的技能，强化进餐时的卫生习惯和行为规范。 2.表现出对家人的亲情，接受关怀，体验情感交流。 3.对进餐和交往行为进行自我调控。		1.体验进餐后的满足感和交往后的愉悦感。 2.对自己的进餐和交往行为进行反馈和评价。 3.做好饭后卫生活动，包括漱口、擦嘴等。
	1.自我监控：通过各种感官和思维活动，了解自己的身心活动，并及时评定和调节。 2.在活动中会产生情意活动，发展自身的情意识别和调节能力。			
发展课题	1.形成动机，确立目标，发展调节能力。 2.培养进餐前的行为习惯。	1.发展进餐能力。 2.发展交流交往能力。 3.培养行为规范，增进对家人的感情。		1.培养餐后卫生习惯。 2.培养反馈自评意识。 3.增强自立感、成功感。

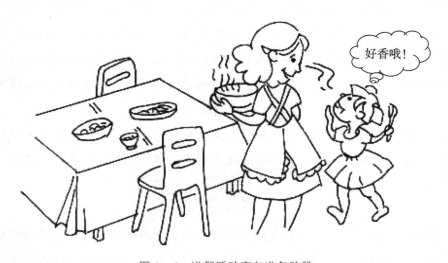

图1-4 进餐活动定向准备阶段

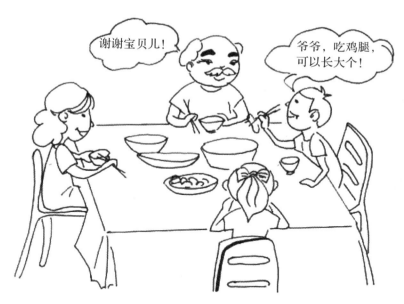

图1－5　进餐活动实施阶段

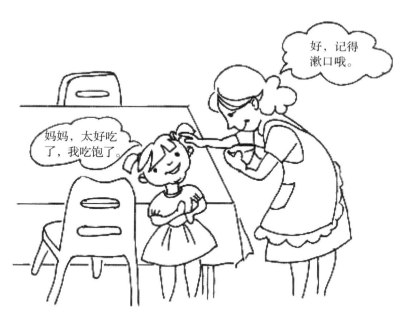

图1－6　进餐活动反馈评估阶段

四、婴幼儿健康活动能力的基本结构

　　能力结构是指构成能力各要素的相互关系。健康活动能力是多层次、多序列的能力系统，这个能力系统有一个共同的结构（见表1－3）。

表 1－3　婴幼儿健康活动能力的基本结构

健康活动能力																													
主体活动能力																						非主体活动能力							
身心保健能力					生活自理能力					自护能力				运动能力															
身体保健能力																													
眼耳鼻保健能力	口腔保健能力	皮肤保健能力	其他器官保健能力	心理保健能力	饮食能力	着装能力	起居能力	独立如厕能力	活动自理能力	生活自护能力	防意外伤害能力	活动自护能力	交往自护能力	走步能力	跑步能力	跳跃能力	投掷能力	平衡能力	钻爬能力	玩球能力	体操能力	学习能力	交往能力	模仿能力	创新能力	竞赛能力	审美能力	评价能力	模仿能力

活动能力主要包括知识、技能和素质（见图 1-7）。

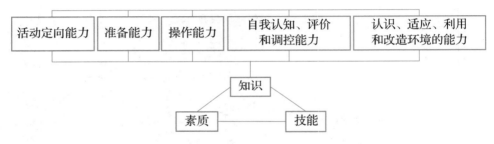

图 1－7　活动能力构成要素

资料来源：黄世勋. 幼儿健康教育. 北京：中国劳动社会保障出版社，1999：25.

　　健康活动能力中的主体活动能力是健康教育要培养的主要能力，也是维护和促进健康所必须具备的能力。为了具体了解这个能力结构，下面以投沙包动作能力为例进行结构分析（见图 1-8）。

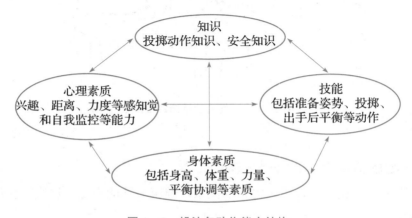

图 1－8　投沙包动作能力结构

第二节　婴幼儿健康评估的目标与功能

一、婴幼儿健康评估的目标

在教育领域，任何目标指向性活动、计划性活动都离不开评估。婴幼儿健康活动正是在这种目标指引下开展的有计划的教育活动，其核心过程就是为实现一定的教育目标而作用于婴幼儿健康活动的现实状态，或者朝着教育目标去改进目前的状态。健康评估应以健康活动目标体系为依据，对其实践活动的组织结构、活动情况及活动效果等进行科学的判定或估量。其基本目标是：根据婴幼儿健康教育目标，评估托幼机构健康教育的价值及效果；依据健康课程目标，衡量婴幼教育机构保教工作的过程及质量；依据婴幼儿健康发展目标，评估每个婴幼儿身体健康的发展现状等。

二、婴幼儿健康评估的功能

总体上看，目标体系能从整体上把握婴幼儿健康活动的评估方向，而在评估过程中，又可以不断加深对目标体系的认识和理解，进而利用评估的调控机制，促进教育目标的实现。著名教育专家泰勒（Tyler）的教育评价的基本思想可以概括为目标、教育过程、评估三者之间的"闭环结构"关系（见图1-9），特别强调目标与评估在教育活动中的重要意义，指出预定的目标决定了教育活动，而评估就是找出实际活动偏离目标的程度。

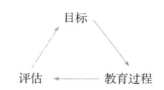

图1-9　目标、教育过程与评估的关系

婴幼儿健康评估是为了改善婴幼儿的健康生活质量而采用的手段或者过程，它本身是一项系统工程，具有多元化的功能，对婴幼儿进行健康评估可以从多方面推动和促进婴幼儿健康水平的发展。

（一）诊断功能

在面对婴幼儿健康问题时，通过系统的调查和测量来获得有关事实的资料，然后对这些资料进行分析、归纳、推理、判断，确定或推测与健康问题有关的行为和影响因素，以及获取健康教育资源的过程，从而为确定健康教育干预目标、策略和措施提供基本依据。

通过婴幼儿健康评估，可以及时发现现状与预定目标之间的差距，找到问题所在，明确努力方向。评估是发现和诊断问题的有效手段，对婴幼儿的健康能力和实际健康发展状况进行评估，有助于根据评估结果对婴幼儿做出各方面不同程度的分类，便于面向全体婴幼儿制订合理的教育计划，以及对个别婴幼儿进行针对性的教育和辅导。

（二）改进功能

在婴幼儿健康评估过程中，发现问题和不足，可以及时通过信息反馈，引起被评估对象的注意，然后根据评估标准、评估结果采取相应的改革措施，促进婴幼儿健康工作的改进。所以，婴幼儿健康评估既是婴幼儿健康教育改革与发展的重要内容，也是婴幼儿健康教育发展的动力。婴幼儿健康评估的终极意义，在于向增加其价值的方向来改进现状。

（三）激励功能

通过严肃认真的评估工作，尤其是将适宜的评估和相应的奖惩制度相结合，可以使婴幼儿健康教育工作者认识到自身工作的成绩和缺点，引起其改进工作的内在需要与动机，增强改善意识，调动其工作积极性。婴幼儿健康教育的发展和工作质量的提高，在很大程度上需要这种内在动力的发掘与增强。

（四）鉴定功能

婴幼儿健康教育是在一定教育目标指导下实施的，健康教育活动是否达到既定的目标，需要通过评估做出鉴定。评估可以是全面的、综合的，如根据目标，判断幼教机构的健康管理工作、教师工作、家长工作、婴幼儿健康发展等各方面达到目标的程度，为划分不同类别的幼教机构提供参考；也可以是单项性的，如鉴定托幼机构健康环境建设的情况，为上级主管部门制订工作计划提供参考，或者评估婴幼儿的健康发展水平，便于选拔和发现人才或者因材施教等。此外，通过评估鉴定，还可以为制定合理的奖惩制度提供客观依据。

第三节 婴幼儿健康状态评估标准

评估标准是指人们在评估活动中应用于对象的价值尺度和界限。它是评估对象的各项指标达到相应程度的要求，是事物质变过程中量的规定。评估标准是评估方案的核心部分，是人们价值认识的反映，评估标准客观公正是其具有科学性的重要依据。

一、婴幼儿健康状态评估标准的分类

（一）绝对标准与相对标准

绝对标准是指不管评估对象与评估条件如何，均使用一个评估标准，使用这种标准可以增加可比性，如 2009 年卫生部发布的《中国 7 岁以下儿童生长发育参照标准》就属于绝对标准。

对个体婴幼儿进行生长发育评估时，只需将某项指标的实测值与当地同性别、同年龄婴幼儿的生长发育相应指标进行比较，根据所得标准差就可以确定生长发育水平。个体婴幼儿的实测数值在均值 2 个标准差范围内（即中上等、中等、中下等）均可视为正常，这个范围包括了大约 95% 的婴幼儿，但是在此范围之外的，也不能一概认定为异常。例如，体重处于"下等"的婴幼儿，在排除疾病的影响后，要了解其营养状况。总体来说，对于这些婴幼儿应进行密切追踪观察，结合体格检查确定其是否属于发育异常。

相对标准是指根据评估目的、评估对象和评估条件的不同，采用不同的标准。

（二）定性标准与定量标准

定性标准是指用评语或等级作为标度的标准。比如，在对婴幼儿教师组织的健康教学活动进行评估时，经常采用评语作为指标项目：教学目标明确、教学方法恰当、教学步骤严谨合理等，所有指标用"很好""比较好""一般""较差"代表四个等级的标度，评估时，根据教师的教学实际情况，选择其中一个标度进行评估；再比如，在评估婴幼儿参与户外体育活动的主观兴趣时，常用"优""良""中""可""差"来评定（见表 1-4）。

表 1-4 婴幼儿参与户外体育活动的兴趣评估表

等级	评估标准	
优	由自己的兴趣和愿望支配，主动参与户外体育活动。	
良	受特定环境或活动内容影响，主动参与户外体育活动。	
中	看到其他小朋友积极参与活动后，自己跟着做。	
可	在成人或教师要求下参与户外体育活动。	
差	不愿参与户外体育活动。	

定量标准是指用数字或者分数作为标度的标准。如婴幼儿的生长发育达标情况，可以规定身高体重达标 90% 以上为优秀，达标 80% ～ 89.9% 为良好，达标 70% ～ 79.9% 为中等，达标 60% ～ 69.9% 为合格，60% 以下为不合格，将测量结果填入评估表（见表 1 - 5）。

表 1 - 5 婴幼儿生长发育评估表

评估人：_____   评估时间：____年____月____日

总人数	参评人数	身高达标状况		体重达标状况		营养状况						备注
						好		中		差		
		人数	占比(%)	人数	占比(%)	人数	占比(%)	人数	占比(%)	人数	占比(%)	

二、婴幼儿健康状态评估标准的制定

婴幼儿健康状态评估就是把婴幼儿的实际健康状况与婴幼儿健康发展的预定目标进行比较，并做出有价值的判断的过程。

（一）指标体系的制定

婴幼儿健康状态评估指标体系是由婴幼儿健康各个方面、各个层次的指标组成的一个有机整体。在这个指标体系中，任何一个具体的指标只能反映目标的某一部分，整体指标体系才能反映出评估对象的总目标或整体目标。

1. 草拟指标体系

草拟指标体系，首先要做好前期调查研究和资料搜集工作，取得编制指标体系时所需要的数据；然后，根据明确的评估目标，在深入分析与理解的基础上，将评估目标进行分解。由于婴幼儿健康状态评估的复杂性，对目标进行一次分解通常不能达到评估的可测性，因此，需要在目标和指标之间设置若干中间过渡环节，一层一层地分解，把目标分为越来越精细的层次，最后落实到具体可测的指标。

2. 改善指标体系

初步的指标体系形成后，必须慎重而仔细地分析各项指标的内涵，保证指标的合理性、完整性和相互独立性。以对健康活动区域安排的评估为例，健康活动区域的器材是否丰富、场地布置是否合理以及活动器材的教育性等是评估活动区域安排的关键问题，所以，选择这些相关内容进行评估就比较合理。

评估指标体系中的指标项目不宜过多，所以要尽可能全面考虑指标的合理归属。我们要对评估的信息来源、人力、物力等各个方面逐一考察，还要从评估对象的实际情况出发，对于不同发展地区有层次上和规格上的区别。

（二）标准体系的制定

婴幼儿健康状态评估标准是对评估对象的各项指标在数量或质量上进行判断的准则，没有该标准，评估工作就无法开展和进行。

1. 基本要求

评估标准是评估的准则和尺度，因此，无论是标准的内容还是标准的等级和标度，都必须反复推敲，力求客观严谨。

制定评估标准时，相关内容应与上级的标准体系和要求保持一致，在同一评估指标体系中，各项指标的标准等级应相同。比如，将标准定为五个等级，第三级表示中间水平，那么每项指标都应该按照这个标准设定等级。另外，评估标准还要符合实际，尽量具体，减少抽象化的概念和词条；在制定等级时，不要过于精细，以免增加操作难度。

制定评估标准还应了解国内外制定标准的经验，吸收多学科的研究成果，利用先进的技术和手段，确定各项评估标准的内容和内涵，同时要区分和鉴别评估对象在该指标方面的不同程度，使评估标准能够正确引导婴幼儿健康教育和评估工作。

2. 主要方法

婴幼儿健康状态评估标准多用评语和分级定量的方法，所以在进行评语编制时，除了一般性的文字要求外，还要注意在同一个评估方案中，使用的概念应保持一致。在划分等级和编制等级评语时，要在程度和数量上保持等距和连续，形成一个连续的层层递进的关系。在编制末等评语时，坚持用正面语言，通过正面用词婉转表达对这个等级的评定。比如在评估婴幼儿参与体育活动的主动性时，对于主动性较差的等级，可以用"需要他人引导或帮助参与体育活动"等评语。

在划分等级时，应采用合理的符号作为等级符号。比如，我们常采用"优、良、中、可、差"作为五等分级的符号，这样的符号很容易让人做出中等的选择，所以我们可以改用"Y、A、B、C、D"这样的符号；再比如，采用五等分级制评价，容易使评估者"居中"选择，我们可以改用四等分级制或者六等分级制，避免"中间化"倾向，使评估更加客观公正。

3.编制步骤

编制评估标准首先要成立一个由领导、相关专家和工作人员组成的草拟评估标准的专门小组，大家一起研究评估指标体系，对每项指标的内涵、彼此之间的关系等寻求统一认识，搜集国内外相关的评价标准，调查讨论预设标准的框架和可行性，然后由专人分头起草评估标准草案。

在起草评估标准草案的基础上，邀请专家对草案进行论证，提出修改意见，根据论证的意见和建议，对草案进行再修改。

修改后，通过调查、访问以及问卷等方法，广泛征求相关领域工作人员、教学人员的意见，在此基础上进行再次修改后，可以选择有代表性的单位进行试评，根据试评的结果，对标准体系进行有针对性的改进，最后定稿。

（三）计量体系的制定

对指标进行测量需要一个计量标准，因此，我们要对各项指标赋予相应的权重。根据评估目标的不同，指标体系中的要素所占比重也是不同的。如何把指标体系、标准体系这些单项的指标判断综合起来，以及实现定性评估和定量评估的结合，就需要计量体系来融合和连接。

计量就是利用技术和法制手段实现单位统一和量值准确可靠的测量，也就是说将未知量与规定的已知量进行比较，从而对这个未知量加以测定的过程。在婴幼儿健康状态评估中用到的计量，就是用一个规定的评估标准作尺度，对评估对象进行测量和评定的过程。不难看出，婴幼儿健康状态评估的计量和日常生活中的计量是不太相同的，它不能被直接测量，需要一个从定性向定量转化的过程。

婴幼儿健康状态评估的计量过程，通常由加权和计分两个要素组成。加权就是根据指标体系中各个具体指标的重要程度，赋予相应的权重；计分就是根据各项指标所评等级的标度值和权重，最终获得评估分数。加权体现的是计量的侧重点，计分是计量的主要内容，这两个要素结合在一起，就形成了计量体系。

婴幼儿健康状态评估不仅要求对指标体系中的各项指标做出评判，而且要求对评估对象做出综合评估，这就需要对各级、各项指标在整个指标系统中的贡献、地位、重要程度进行分析确定，赋予相应的权重值，再把对各项指标的评估值进行统计分析，最后得出总评价值。

通过加权对评估结果进行综合统计时，常用的表示方法是：

$$S = \sum W_i X_i (W_1 X_1 + W_2 X_2 + \cdots + W_n X_n)$$

式中，S 表示总评价值；

W_i 表示指标 i 在指标体系中的权重数（$i = 1$，2，3，$\cdots$，n）；

X_i 表示指标 i 的评估值；

$\sum$ 是求和符号；

n 表示指标的项数。

　　加权分为单项加权和总体加权。单项加权是对评估项目的各个指标进行加权。这种加权是先将权重值根据重要程度赋予到一级指标，然后再随一级指标的分解将对应的权重值分解下去，直到最后一级。为了保证评估的信度和效度，有时在评估工作中采用总体加权的方法，也就是对评估得到的总分进行加权。加权的形式是指权重值的表现形式或者数字形态，一般为小数或百分数。主要方法有归一化法、特尔斐法、层次分析比较法，具体内容可以自行搜索查阅。

加权与结构

第四节　婴幼儿健康状态评估程序与规范

一、婴幼儿健康状态评估基本流程

　　婴幼儿健康状态评估的方案编制完成后，就可以将方案拿到实际评估工作中实践。在实施过程中，无论是评估工作的准备，还是具体评估工作的开展和总结，都会面临并需要解决各种情况和问题。

（一）评估实施的准备阶段

　　评估实施的准备阶段，是具体健康状态评估在实施前的预备工作，是评估实施过程的有机组成部分。准备阶段工作细致、充分、全面，可以为高质量的评估打下良好的基础。

1.组织准备

　　由于婴幼儿健康状态评估不是一个单项的评估，它是对婴幼儿健康综合性的评估，具有系统性，应该组建一个专门的评估集体，比如确定评估人员，聘请有关专家做指导，或由健康管理人员、科研人员、幼教专家等成立一个专门的评估委员会。在较大型的评估工作中，还可以设立一些专题评估小组。评估机构（小组）的工作成员应根据实

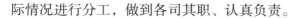

际情况进行分工，做到各司其职、认真负责。

2. 文件材料等的准备

评估工作需要准备各种文件，包括各种对象（评估专家、管理人员、科研人员、教师或家长等）需要填写的表格及详细的填写说明，各类资料的汇总表格等。这些表格应根据实际需要复印多份，使每位评估者能人手一份。此外，实施评估工作时所使用的测量工具、计量用品以及办公用品等，也需要提前准备。

（二）评估实施阶段

评估实施阶段是婴幼儿健康状态评估工作的核心部分，一般包括宣传动员、资料搜集、汇总分析、结论反馈四个环节。

1. 宣传动员

评估者应向有关工作人员进行宣讲，指导工作人员或家长、教师正确解读评估的意义和目的，正确对待评估工作以及结果，要求执行评估方案的工作人员对照标准严格执行，避免主观偏向，杜绝弄虚作假；对被评估婴幼儿进行恰当引导，使婴幼儿建立积极的测评态度和情绪，保持良好的心态和状态，在评估工作中积极主动配合。

2. 资料搜集

资料搜集工作是评估实施过程中最为复杂的具体工作，不仅用时长，还需要付出大量精力、财力和物力。这个阶段的工作，要求评估者具有较高的专业素质及良好的工作态度，能够根据健康状态评估实施方案，对评估对象进行细致的测量、访谈、观察等，并做好相关记录。

3. 汇总分析

经过相关的测量、访谈或观察，会产生大量的资料，评估工作人员应根据每个具体项目的具体数据进行评分，即根据评估对象的实际状况，比对评估方案中的指标，认定相应的分值或者等级，其中应特别注意评分可信度的提升。然后对获得的评估资料进行及时汇总整理。

评估实施过程中的各个环节相辅相成，缺一不可，任何一个环节的疏漏，都有可能直接影响评估的结果。因此，评估的组织者应做好全面的规划，统筹安排，严格监督，保证评估工作高质量顺利完成。

4. 结论反馈

评估是为了更好地促进婴幼儿的健康状况，指导婴幼儿健康活动的开展，所以，应将评估结果及结论以报告的形式反馈给相关机构或人员。

（三）评估结果的反馈阶段

根据标准对测量所获得的信息做出价值判断，对评估结果进行分析，给出改进意见或对下一环节开展评估工作提出建议。

二、婴幼儿健康状态评估实操规范

通过学习婴幼儿健康状态评估的指标体系、标准体系和计量体系的编制方法，掌握三者之间的关系，我们就可以编制婴幼儿健康状态评估方案。首先应将目标分解形成指标体系，然后根据指标体系界定评估尺度形成标准体系，最后按照不同指标在指标体系中的重要地位确定权重值，这三项工作全部完成，一个科学的婴幼儿健康状态评估方案才能编制完成。

下面，我们根据上述顺序，编制一份婴幼儿健康状态评估方案（婴幼儿动作能力发展方面）。

（一）制定指标体系的实操规范

婴幼儿健康发展总目标中的动作能力发展可以逐层分解为三级指标（见表1-6），然后形成专项指标体系。

表1-6　婴幼儿动作能力发展评估目标指标体系

一级指标	二级指标	三级指标	
动作能力	大肌肉动作能力	基本动作技能	
		综合动作技能	
		队形体操	
	小肌肉动作能力	使用文具	
		使用工具	
		构建造型	

（二）制定标准体系的实操规范

指标体系建立以后，应确定评估方案的评估等级标准，并为各等级分别赋值，制定相应的评估标准，从而使每一项指标具备可操作性。表1-7是以婴幼儿动作能力发展为例制定的评估标准体系。

表 1-7　婴幼儿动作能力发展评估标准体系

一级指标	二级指标	三级指标	评估标准			
			5分	4分	3分	2分
动作能力	大肌肉动作能力	基本动作技能	基本动作姿势正确，动作协调灵敏，能控制方向，动作干净利索。	动作姿势基本正确，比较协调，能控制大体方向。	动作姿势不是很正确，协调性、灵敏性比较差，多余动作比较多。	动作姿势不正确，协调性、灵敏性差，没有方向感。
		综合动作技能	能用多种方法使用运动器材和设备，能掌握比较复杂的动作技能，平衡性好。	能用多种方法使用运动器材和设备，能做比较复杂的动作，平衡性一般。	能用简单的方法使用运动器材和设备，比较复杂的动作掌握得不好，平衡性较差。	不会使用运动器材，不能做复杂的技术动作，平衡性差。
		队形体操	能根据信号变换队形及身体状态（转体、下蹲等），能按节拍准确做动作。	能根据信号变换队形及身体状态（转体、下蹲等），按节拍做动作基本准确。	能根据信号变换队形及身体状态（转体、下蹲等），动作的准确性差。	不能根据信号做动作。
	小肌肉动作能力	使用文具	能正确熟练使用文具进行书写、画画、涂色等活动。	能正确且比较熟练地使用文具进行书写、画画等活动。	能使用文具进行书写、画画等活动，姿势比较正确，不熟练。	能使用文具进行书写、画画等活动，但姿势不正确。
		使用工具	能使用多种工具进行简单的设计制作，方法正确，如折、粘、剪等。	能使用多种工具进行简单的设计制作，方法基本正确，如折、粘等。	能使用工具进行简单的作品制作，方法不太正确。	不能使用工具进行美工活动。
		构建造型	能用多种材料建造大型、复杂造型。	能用工具与材料进行较复杂的造型。	运用工具和材料进行构建活动的能力较差，造型简单。	不能使用工具和材料进行构建活动。

（三）制定计量体系的实操规范

在制定指标体系和标准体系的基础上，根据各项指标在指标体系中的作用和地位，赋予它们不同的权重值，就形成了最终的计量体系。例如，我们对婴幼儿健康发展评估指标体系中的一级指标进行权重咨询与分析后，确定其动作能力一级指标的权重值是0.28，我们在每一级指标的后面标出其各自的权重值；依次类推，二级指标也根据各自的重要性分别赋予相应的权重值，二级指标进一步分解后，三级指标分别赋予相应的权重值。由此，我们可得到婴幼儿动作能力发展评估方案权重值分配表（见表1-8）。

表 1 - 8   婴幼儿动作能力发展评估方案权重值分配表

一级指标	二级指标	三级指标
动作能力 （0.28）	大肌肉动作能力（0.5）	基本动作技能（0.4）
		综合动作技能（0.3）
		队形体操（0.3）
	小肌肉动作能力（0.5）	使用文具（0.3）
		使用工具（0.3）
		构建造型（0.4）

权重值分配完成后，应该说，基本完成了一份健康状态评估方案的编制工作。基于前面指标体系、标准体系、计量体系的建立，我们就形成了完整的婴幼儿健康发展评估方案。

婴幼儿健康发展
评估方案

第五节   婴幼儿健康状态评估常用方法

婴幼儿健康状态评估具有多种目的和广泛的内容，应根据具体情况和实际需求，选择合适的评估方法。下面简单介绍几种常用的评估方法。

一、形成性评估和总结性评估

（一）形成性评估

形成性评估是指在某项活动计划或方案实施过程中进行的评估，为不断改进活动计划或方案找到依据，进而不断调整、修正原计划，提高活动的质量。它重视评估的过程，为婴幼儿未来的发展提供诊断性意见。比如：成人或托幼机构定期对婴幼儿的身体发育情况进行测试，及时了解婴幼儿的发育状况，调整和改善婴幼儿的健康教育工作，促进婴幼儿更好地发育和发展。例如，评估 3 岁幼儿进餐活动，带有在过程中不断评估并促进幼儿不断提高的成分，就属于形成性评估（见表 1 - 9）。

表1-9 3岁幼儿进餐活动评估表

内容	评估标准	评价等级			得分
		优	良	一般	
进餐活动	正确使用餐具，会干稀、饭菜搭配进食	2	1	0	
	吃东西不随便说话，细嚼慢咽，不呲嘴，嘴里的东西咽下后才离开座位	2	1	0	
	不挑食、不剩饭，保持衣物、桌面、地面整洁	2	1	0	
	饭后把餐具整齐地放在指定位置	2	1	0	
	饭后漱口、擦嘴，保持漱口池台面整洁	2	1	0	
	成人帮助分添饭菜后主动道谢	2	1	0	

（二）总结性评估

总结性评估是指在某项活动计划或方案实施结束后，为了解其最终效果进行的总体评估。其目的是检验幼儿的发展是否达到了预定的目标。它重视评估结果，是事后的评估，常对被评估对象做出鉴定、区分等级，预测被评估对象未来发展的可能性等。

二、定量评估和定性评估

（一）定量评估

定量评估就是用数字表示评估的标准和结果。其工作基础是开展高标准、高质量的测量，用客观的方法对测量结果进行某种价值判定。例如，0～6月婴儿大肌肉动作能力定量评估可用表1-10实施。

表1-10 0～6月婴儿大肌肉动作能力定量评估表

项目	月龄	评分标准		
		3分	2分	1分
大肌肉动作	2	俯卧时头可抬至45°	俯卧时可尝试抬头，但只能稍微离开床面	俯卧时无法抬头
	3	俯卧抬头至90°，前臂可支撑，头能竖直平稳；可主动由仰卧转为侧卧	俯卧抬头至45°；头能竖直但不平稳；在成人推动下可被动由仰卧转为侧卧	俯卧抬头刚离开床面；在成人扶助下头可竖直；在成人帮助下可由仰卧转为侧卧

续表

项目	月龄	评分标准		
		3分	2分	1分
	4	可独立翻身（仰卧到俯卧），动作较连贯；扶髋能坐	在成人帮助下可翻身	不能翻身
	5	可独立翻身（仰卧到俯卧），动作连贯；在成人扶持下可站立	在成人帮助下可翻身（仰卧到俯卧）；成人扶持站立时腿软弱无力	不能翻身（仰卧到俯卧），在成人扶持下无法站立
	6	可独立连续翻身；独坐片刻，双手在前摆弄玩具	可独立翻身（仰卧到俯卧，俯卧到仰卧），但不能连续；可靠坐	可独立翻身（仰卧到俯卧）；在成人扶持下可坐

资料来源：唐敏，李国祥. 0～3岁婴幼儿动作发展与教育. 上海：复旦大学出版社，2014：75.

依据表1-10，可以进一步制定0～6月婴儿大肌肉动作发展情况评估记录表（见表1-11）。

表1-11 0～6月婴儿大肌肉动作发展情况评估记录表

托育机构：_____ 评估人：_____ 评估时间：____年____月____日

姓名	性别	月龄	大肌肉动作项目					备注
			抬头	侧卧	翻身	扶站	独坐	

（二）定性评估

定性评估是指在对事物（指标等）进行特性描述和材料分析的基础上，制定出定性评估标准后实施的一种评估类型。

定量评估和定性评估各有所长，定量评估比较客观、准确，但并不是所有的健康教育现象都可以量化，而且带有"质"的变化的一些特点不能用数字表示；定性评估比较全面，但容易掺杂较多的主观因素。因此，评估者应根据具体情况选择合适的方法，或者将两者结合起来使用。表1-12是定量评估和定性评估的结合。

表 1-12 3 岁幼儿健康活动评估表

项目	评价标准	评估等级				得分
		优	良	中	差	
身体动作发展	身高、体重适宜： 男孩身高：94.9～111.7cm；体重：12.7～21.2kg。 女孩身高：94.1～111.3cm；体重：12.3～21.5kg。	5	4	3	1	
	在提醒下能自然坐直、站直；能双脚灵活交替上下楼梯。	5	4	3	1	
	能沿地面直线或在较窄的低矮物体上走一段距离。	5	4	3	1	
	能身体平稳地双脚连续向前跳；能单脚连续向前跳 2 米左右。	5	4	3	1	
	能快跑 15 米左右；能行走 1 千米左右（途中可适当停歇）；分散跑时能躲避他人的碰撞。	5	4	3	1	
	能双手抓杠悬空吊起 10 秒左右；能单手将沙包向前投掷 2 米左右；能双手向上抛球。	5	4	3	1	

三、自我评估和他人评估

（一）自我评估

自我评估就是评估者对自己进行评估。幼儿的自我意识水平随年龄增长而提高，幼儿初期，其更多依赖成人对自己的评估，到了 5 岁左右，幼儿的自我意识进入发展关键期，可以尝试开展自我评估。

幼儿进行自我评估，依赖于成人正确的教育和引导。在组织活动中，在教师有针对性的教育下，幼儿应自觉认识自己的能力，体验学习过程的成功和失败；活动结束后，教师应该有意识地组织幼儿进行自我评估，引导幼儿客观、公正地评估自己的行为和能力，学会调节和控制自己的行为，逐渐形成良好的个性品格。

自我评估易于进行，因此幼儿在每次活动后或每天、每周活动中都可以进行自我评估，其缺点是容易带有主观性。作为评估者，应及时了解幼儿自我评估是否全面客观，是否独立恰当。表 1-13 是一个评价幼儿自我评估的标准，可以评判幼儿自我评估是否恰当。

表 1-13 评价幼儿自我评估的标准

等级	恰当合理	比较恰当	不合理
自评与实际成绩	自评与实际成绩一致	自评与实际成绩相差一个等级（高或低）	自评与实际成绩相差两个等级或以上（高或低）

幼儿的自我评估水平与评估活动的具体内容、自身态度密切相关，评估内容越简单、越具体，参照标准越明确，活动参与度越高，幼儿的自我评估水平就会越高。

（二）他人评估

他人评估就是除自身以外的其他人或其他组织对被评者做出的评估。他人评估可以是教师对幼儿做出的评估，也可以是幼儿之间的互评、家长对幼儿的评估等。表 1－14 是家长对幼儿在家中的生活习惯与自理能力方面的调查评估。

其他评估方法

表 1－14　幼儿在家生活习惯与自理能力调查评估表

项目	评估标准	等级			
		优	良	可	差
生活习惯与自理能力	懂得健康的重要性，能按时安静地吃饭和休息，吃饭不挑食，讲究卫生。				
	整理自己的东西，不乱丢乱放。				
	能认识常见的安全标识，懂得发生意外（如走失、着火等）时简单的自救技能。				
	站姿与坐姿良好，喜欢参加户外活动。				

托育资讯 ▶

国务院印发的《中国儿童发展纲要（2021—2030 年）》（以下简称"纲要"）指出："受经济社会发展水平制约，我国儿童事业发展仍然存在不平衡不充分问题。"需要进一步落实儿童优先原则，全面提高儿童综合素质。

纲要强调，"普及儿童健康生活方式，提高儿童及其照护人健康素养。""促进城乡儿童早期发展服务供给，普及儿童早期发展的知识、方法和技能。""依托家庭、社区、学校、幼儿园、托育机构，加大科学育儿、预防疾病、及时就医、合理用药、合理膳食、应急避险、心理健康等知识和技能宣传普及力度，促进儿童养成健康行为习惯。"同时要求，"加强儿童保健服务和管理。加强儿童保健门诊标准化、规范化建设，提升儿童保健服务质量。扎实开展 0～6 岁儿童健康管理工作，3 岁以下儿童系统管理率和 7 岁以下儿童健康管理率保持在 90% 以上。推进以视力、听力、肢体、智力及孤独症等五类残疾为重点的 0～6 岁儿童残疾筛查，完善筛查、诊断、康复、救助相衔接的工作机制。提高儿童康复服务能力和水平。"

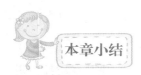

本章小结

婴幼儿健康评估与指导概述	
必备知识	**操作技能**
1. 婴幼儿健康活动体系的构成要素； 2. 婴幼儿健康评估的目标与功能； 3. 婴幼儿健康状态评估的标准、基本流程、实操规范与常用方法。	1. 评估标准的制定（指标体系、标准体系、计量体系）； 2. 健康评估方案的编制方法。

同步练习

一、名词解释

婴幼儿健康活动　婴幼儿健康评估　婴幼儿健康状态评估方案

二、简答题

1. 简述婴幼儿健康评估的主要功能。

2. 简述婴幼儿健康状态评估标准的主要分类。

3. 简述婴幼儿健康状态评估方案的制定标准和主要内容。

4. 简述婴幼儿健康状态评估的基本流程。

三、分析讨论

1. 如何有效制定婴幼儿健康状态评估指标体系、标准体系和计量体系？

2. 如何运用定量评估与定性评估方法对婴幼儿健康状态进行评估？

四、拓展学习与实践

1. 检索和阅读与婴幼儿健康状态评估相关的材料，拓展理论视野。

2. 分组合作编制一份婴幼儿体育活动健康状态自选专项评估方案。

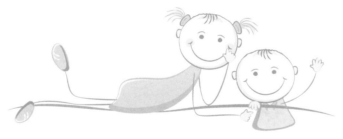

第二章 婴幼儿身体形态与动作发展健康水平测量与评估

学习目标

1. 掌握婴幼儿健康水平测量的基本内容；
2. 熟悉婴幼儿身体形态与动作发展的常用测量方法；
3. 了解婴幼儿身体形态与动作发展健康水平评估的具体标准；
4. 初步掌握婴幼儿身体形态与动作发展健康水平的基本干预手段。

学习重难点

1. 婴幼儿身体形态与动作发展健康水平各项指标的测量方法与评估标准；
2. 婴幼儿身体形态与动作发展之间的联系及评估工作衔接。

学习方法

自主学习、集体讨论、实操练习。

教学建议

1. 指导学生通过实训掌握婴幼儿身体形态与动作发展健康水平测量与评估的基本技能；
2. 指导学生掌握基于评估的婴幼儿身体形态与动作发展干预方案的制定方法。

第一节　婴幼儿健康状态测量程序与方法

测量是根据一定的标准，对人、事物的属性或现象的实态做出事实判断，并赋予一定意义上的数值的过程。评估则是以测量得到的数据为基础，将数据进行分析，在一定价值观的指导下，发现被测个体在这些方面存在的问题，并提出相应的促进策略或建议。

健康测量是依据一定的规则，根据被测对象的性质或特征，用数字来反映健康概念及与健康有关的事物或现象。狭义的健康测量主要指运用直接反映人体健康状况的指标进行的测量；广义的健康测量是指对个体或群体的身体、心理和适应能力等方面，通过量表或仪器的测量，用数字来反映与健康有关的事物或现象。

一、工作程序

（一）工作准备

进行健康测量前，应做好相关准备工作：如与婴幼儿家长沟通，解释健康测量的目的，征得其同意及配合；提前准备所需用具及物品，比如需要填制的表格、测量的场地、测量的器材等，测量场地应安静、温暖、舒适、光线充足。

（二）仪器的安装与校准

在正式测量前，需要按照器材说明书进行测量仪器的安装和校准，以便更好地控制系统误差。

（三）记录姓名

将受测人的姓名、性别等基本信息填写到相应表格中，使用楷书，书写工整，字迹清晰。

（四）身体测量

按照测量项目的要求进行测量，在测量身高和体重的过程中，注意测量的标准化，控制好误差。

（五）记录测量数据

将测量得到的数据填写在测量记录表中，注意按照各项目的要求保留小数，书写工整，字迹清晰。

二、主要方法

（一）体格测量

婴幼儿体格测量主要包括身高、体重、头围、胸围、坐高、上臂围、皮褶厚度等内容，是婴幼儿生长发育和营养状况评价的重要内容之一，这项工作完成的质量直接关系到婴幼儿身体发育与营养状况评价的准确性。因此在正式测量前，应对参与人员进行体格测量标准化培训。

体格测量标准化是为了减少测量误差而建立的一种方法，主要是为了规范测量程序与操作，保证测量结果的准确度和精确度，有利于参与测量的工作人员进行标准化评定，分析和找出测量中出现的问题及其原因，使体格测量工作达到规范化、系统化和科学化。

体格测量标准化

（二）动作发展测量

婴幼儿动作发展测量主要采用粗大运动评定量表（GMFM）、Peabody 运动发育量表、中国儿童发展量表（CDCC）、中国 3 ～ 6 岁儿童体质健康测试标准等量表进行。

婴幼儿动作发展测量可以分为结果测量和过程测量。

结果测量主要测查婴幼儿的动作技能达到了什么样的程度，测查结果也多以数量或数据显示。这种测量用的是标准化题目，比如各种测量量表、体质健康测试等。一般情况下，无论谁进行测量，获得的结果都是相同的。但是结果测量很容易受婴幼儿紧张、害怕等情绪影响，这就要求测量者要善于把握测量的现场气氛，让婴幼儿在轻松、愉快的环境中完成相关任务，保证测量数据的准确性和真实性。

过程测量主要是测查婴幼儿在运用某些大肌肉动作技能和精细动作技能时身体是如何活动的，其目的是测查运动本身的形式或质量。比如大肌肉动作技能中摆臂的姿势、精细动作技能中动作的衔接等，这些在结果测量中是体现不出来的，过程测量能够弥补结果测量的不足，在结果测量数据分析的基础上，发现婴幼儿动作发展中存在的具体问题，以及产生问题的具体原因。

（三）心理行为发育测量

婴幼儿心理行为发育测量常用的方法有观察法、调查法和测验法。其中调查法分为谈话法和问卷法，测验法包括筛选检查法、人格测验法等。

观察法是在自然条件下，观察者为评价婴幼儿的心理发育状况而进行的有计划的知觉过程。观察法要求观察者有明确的观察目的，具备记录、整理、分析和综合观察并获取相关资料的能力。

谈话法是对婴幼儿进行心理发育评价时为获取所需要的相关信息而采取的一种简单且普遍运用的方法，通常采取与婴幼儿或与婴幼儿熟悉的人谈话的方式进行。

问卷法即书面调查，由于不受空间的限制，一般可以在较短的时间内获得丰富的资料。由于婴幼儿没有书面语言文字能力，问卷测验往往由婴幼儿的父母或教师来回答。

筛选检查法只提供对婴幼儿粗略的评价，以发现婴幼儿是否存在心理障碍和行为问题，而不能做结论性判断。

人格测验法主要用于评估个性心理特征，是心理诊断的一种技术，分为结构不明确的投射测验和结构明确的问卷测验两大类。

（四）实验室及其他辅助测量

主要包括血常规检查、听力筛查、视力检查等。

1. 血常规检查

主要检查血液的细胞成分。一般情况下，婴儿6～9个月龄检查1次，1～6岁婴幼儿每年检查1次。

2. 听力筛查

一般新生儿在出生48小时之后要接受初次听力筛查，未通过的需在42天内接受听力复查，如果还未通过，需在3个月内进行听力诊断性检查；在婴幼儿6个月、12个月、24个月和36个月龄各进行1次听力筛查。

3. 视力检查

健康婴幼儿应在出生28～30天进行首次眼病筛查，然后在3个月、6个月、12个月龄和2岁、3岁、4岁、5岁、6岁时进行阶段性眼病检查和视力检查。幼儿4岁以后，每年采用国际标准视力表或标准对数视力表灯箱进行一次视力筛查。

4.其他检查

根据婴幼儿具体情况开展尿常规、膳食营养分析等检查。

第二节　婴幼儿身体形态健康水平测量与评估

婴幼儿身体形态指标是指婴幼儿身体及各部分在形态上可测出的各种量度，如长、宽、围度、重量等，可用来衡量婴幼儿的发育水平和速度。最常用的形态指标是身高和体重，此外还有头围、胸围、皮褶厚度等。

通过与世界卫生组织（WHO）发布的数据和《中国7岁以下儿童生长发育参照标准》中的数据对比不难发现，婴幼儿的成长受到诸多因素的影响，体现了性别、社会、经济和文化等方面的差异（见表2-1）。

表2-1　婴幼儿期体重与身高对比表

月龄	WHO标准				中国标准			
	体重（kg）		身高（cm）		体重（kg）		身高（cm）	
	男	女	男	女	男	女	男	女
0	3.3	3.2	49.9	49.1	3.32	3.21	50.4	49.7
6	7.9	7.3	67.6	65.7	8.41	7.77	68.4	66.8
12	9.6	8.9	75.7	74.0	10.05	9.40	76.5	75.0
24	12.2	11.5	87.1	85.7	12.54	11.92	88.5	87.2

一、形态指标的测量

（一）体重测量

体重指人体的总重量，是身体各组织、器官系统、体液的总体重量。其中，体脂和体液容易受疾病的影响而发生波动，所以体重是反映婴幼儿生长发育与营养状况的灵敏指标，也是临床计算补液量和给药量的重要依据。

1.测量方法

婴儿可采取卧位测量（见图2-1）；1～3岁婴幼儿可采取坐位测量（见图2-2）；3岁以上幼儿可采用站位测量（见图2-3）。测量应在测量对象晨起空腹排空大小便后进行，每次测量应在同一磅秤、同一时间进行，称重前必须校正磅秤，保证其准确性和稳定性。

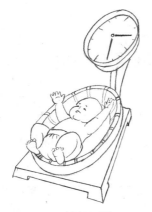
图 2-1 卧位测量

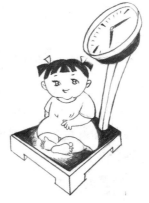
图 2-2 坐位测量

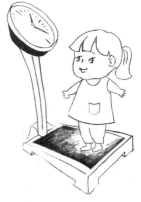
图 2-3 站位测量

2. 测量工具

根据测量对象不同，使用的体重测量工具也应适当调整，见表 2-2。

表 2-2 体重测量工具推荐表

年龄（岁）	测量工具	最大称重范围（kg）	精确度（kg）
<1	盘式电子（杠杆）秤	10～15	0.01
1～3	坐式电子（杠杆）秤	20～30	0.05
3～7	立式杠杆秤	50	0.1
>7	立式杠杆秤	100	0.1

3. 评估标准

参考《中国 7 岁以下儿童生长发育参照标准》，男女童体重标准见表 2-3、表 2-4。

表 2-3 0～6 岁男童体重标准值　　　　　　　　　　单位：kg

年龄	月龄	-3SD	-2SD	-1SD	中位数	+1SD	+2SD	+3SD
0 岁	0	2.26	2.58	2.93	3.32	3.73	4.18	4.66
	1	3.09	3.52	3.99	4.51	5.07	5.67	6.33
	2	3.94	4.47	5.05	5.68	6.38	7.14	7.97
	3	4.69	5.29	5.97	6.70	7.51	8.40	9.37
	4	5.25	5.91	6.64	7.45	8.34	9.32	10.39

续表

年龄	月龄	-3SD	-2SD	-1SD	中位数	+1SD	+2SD	+3SD
	5	5.66	6.36	7.14	8.00	8.95	9.99	11.15
	6	5.97	6.70	7.51	8.41	9.41	10.50	11.72
	7	6.24	6.99	7.83	8.76	9.79	10.93	12.20
	8	6.46	7.23	8.09	9.05	10.11	11.29	12.60
	9	6.67	7.46	8.35	9.33	10.42	11.64	12.99
	10	6.86	7.67	8.58	9.58	10.71	11.95	13.34
	11	7.04	7.87	8.80	9.83	10.98	12.26	13.68
1 岁	12	7.21	8.06	9.00	10.05	11.23	12.54	14.00
	15	7.68	8.57	9.57	10.68	11.93	13.32	14.88
	18	8.13	9.07	10.12	11.29	12.61	14.09	15.75
	21	8.61	9.59	10.69	11.93	13.33	14.90	16.66
2 岁	24	9.06	10.09	11.24	12.54	14.01	15.67	17.54
	27	9.47	10.54	11.75	13.11	14.64	16.38	18.36
	30	9.86	10.97	12.22	13.64	15.24	17.06	19.13
	33	10.24	11.39	12.68	14.15	15.82	17.72	19.89
3 岁	36	10.61	11.79	13.13	14.65	16.39	18.37	20.64
	39	10.97	12.19	13.57	15.15	16.95	19.02	21.39
	42	11.31	12.57	14.00	15.63	17.50	19.65	22.13
	45	11.66	12.96	14.44	16.13	18.07	20.32	22.91
4 岁	48	12.01	13.35	14.88	16.64	18.67	21.01	23.73
	51	12.37	13.76	15.35	17.18	19.30	21.76	24.63
	54	12.74	14.18	15.84	17.75	19.98	22.57	25.61
	57	13.12	14.61	16.34	18.35	20.69	23.43	26.68
5 岁	60	13.50	15.06	16.87	18.98	21.46	24.38	27.85
	63	13.86	15.48	17.38	19.60	22.21	25.32	29.04
	66	14.18	15.87	17.85	20.18	22.94	26.24	30.22
	69	14.48	16.24	18.31	20.75	23.66	27.17	31.43

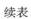

续表

年龄	月龄	-3SD	-2SD	-1SD	中位数	+1SD	+2SD	+3SD
6岁	72	14.74	16.56	18.71	21.26	24.32	28.03	32.57
	75	15.01	16.90	19.14	21.82	25.06	29.01	33.89
	78	15.30	17.27	19.62	22.45	25.89	30.13	35.41
	81	15.66	17.73	20.22	23.24	26.95	31.56	37.39

表 2-4 0～6岁女童体重标准值 单位：kg

年龄	月龄	-3SD	-2SD	-1SD	中位数	+1SD	+2SD	+3SD
0岁	0	2.26	2.54	2.85	3.21	3.63	4.10	4.65
	1	2.98	3.33	3.74	4.20	4.74	5.35	6.05
	2	3.72	4.15	4.65	5.21	5.86	6.60	7.46
	3	4.40	4.90	5.47	6.13	6.87	7.73	8.71
	4	4.93	5.48	6.11	6.83	7.65	8.59	9.66
	5	5.33	5.92	6.59	7.36	8.23	9.23	10.38
	6	5.64	6.26	6.96	7.77	8.68	9.73	10.93
	7	5.90	6.55	7.28	8.11	9.06	10.15	11.40
	8	6.13	6.79	7.55	8.41	9.39	10.51	11.80
	9	6.34	7.03	7.81	8.69	9.70	10.86	12.18
	10	6.53	7.23	8.03	8.94	9.98	11.16	12.52
	11	6.71	7.43	8.25	9.18	10.24	11.46	12.85
1岁	12	6.87	7.61	8.45	9.40	10.48	11.73	13.15
	15	7.34	8.12	9.01	10.02	11.18	12.50	14.02
	18	7.79	8.63	9.57	10.65	11.88	13.29	14.90
	21	8.26	9.15	10.15	11.30	12.61	14.12	15.85
2岁	24	8.70	9.64	10.70	11.92	13.31	14.92	16.77
	27	9.10	10.09	11.21	12.50	13.97	15.67	17.63
	30	9.48	10.52	11.70	13.05	14.60	16.39	18.47
	33	9.86	10.94	12.18	13.59	15.22	17.11	19.29

续表

年龄	月龄	-3SD	-2SD	-1SD	中位数	+1SD	+2SD	+3SD
3 岁	36	10.23	11.36	12.65	14.13	15.83	17.81	20.10
	39	10.60	11.77	13.11	14.65	16.43	18.50	20.90
	42	10.95	12.16	13.55	15.16	17.01	19.17	21.69
	45	11.29	12.55	14.00	15.67	17.60	19.85	22.49
4 岁	48	11.62	12.93	14.44	16.17	18.19	20.54	23.30
	51	11.96	13.32	14.88	16.69	18.79	21.25	24.14
	54	12.30	13.71	15.33	17.22	19.42	22.00	25.04
	57	12.62	14.08	15.78	17.75	20.05	22.75	25.96
5 岁	60	12.93	14.44	16.20	18.26	20.66	23.50	26.87
	63	13.23	14.80	16.64	18.78	21.30	24.28	27.84
	66	13.54	15.18	17.09	19.33	21.98	25.12	28.89
	69	13.84	15.54	17.53	19.88	22.65	25.96	29.95
6 岁	72	14.11	15.87	17.94	20.37	23.27	26.74	30.94
	75	14.38	16.21	18.35	20.89	23.92	27.57	32.00
	78	14.66	16.55	18.78	21.44	24.61	28.46	33.14
	81	14.96	16.92	19.25	22.03	25.37	29.42	34.40

（二）身高（身长）测量

身高（身长）是从头顶到足底的全身长度。身高是婴幼儿身体形态发育最基本的指标之一，用来观察婴幼儿生长的情况和速度，也可用于观察婴幼儿骨骼发育水平。

1. 测量方法

3 岁以下婴幼儿可采用卧位测量身长（见图 2-4），卧位测量时，头要放正，即眼眶下缘与耳孔上缘在同一水平线上。头顶板与足板必须与测量杆垂直，读取读数时应使测量床两侧的读数一致。3 岁及以上幼儿可采用立位测量身高（见图 2-5）。测量时，被测者赤足，立正姿势站在身高测试仪的底板上，足跟、骶骨部及两肩胛间与立柱相接触，两眼平视前方，耳屏上缘与两眼眶下缘最低点呈水平位。读数时，双眼应与压板平面等高，精确到小数点后 1 位。

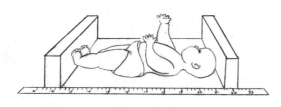

图 2－4　卧位测量

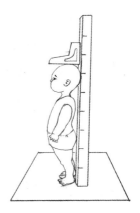

图 2－5　立位测量

2. 测量工具

卧式身长测量床或身高测试仪。

3. 评估标准

参考《中国 7 岁以下儿童生长发育参照标准》，男女童身高标准见表 2－5、表 2－6。

表 2－5　0～6 岁男童身高（身长）标准值　　　　　　单位：cm

年龄	月龄	−3SD	−2SD	−1SD	中位数	+1SD	+2SD	+3SD
0 岁	0	45.2	46.9	48.6	50.4	52.2	54.0	55.8
	1	48.7	50.7	52.7	54.8	56.9	59.0	61.2
	2	52.2	54.3	56.5	58.7	61.0	63.3	65.7
	3	55.3	57.5	59.7	62.0	64.3	66.6	69.0
	4	57.9	60.1	62.3	64.6	66.9	69.3	71.7
	5	59.9	62.1	64.4	66.7	69.1	71.5	73.9
	6	61.4	63.7	66.0	68.4	70.8	73.3	75.8
	7	62.7	65.0	67.4	69.8	72.3	74.8	77.4
	8	63.9	66.3	68.7	71.2	73.7	76.3	78.9
	9	65.2	67.6	70.1	72.6	75.2	77.8	80.5
	10	66.4	68.9	71.4	74.0	76.6	79.3	82.1
	11	67.5	70.1	72.7	75.3	78.0	80.8	83.6

续表

年龄	月龄	–3SD	–2SD	–1SD	中位数	+1SD	+2SD	+3SD
1 岁	12	68.6	71.2	73.8	76.5	79.3	82.1	85.0
	15	71.2	74.0	76.9	79.8	82.8	85.8	88.9
	18	73.6	76.6	79.6	82.7	85.8	89.1	92.4
	21	76.0	79.1	82.3	85.6	89.0	92.4	95.9
2 岁	24	78.3	81.6	85.1	88.5	92.1	95.8	99.5
	27	80.5	83.9	87.5	91.1	94.8	98.6	102.5
	30	82.4	85.9	89.6	93.3	97.1	101.0	105.0
	33	84.4	88.0	91.6	95.4	99.3	103.2	107.2
3 岁	36	86.3	90.0	93.7	97.5	101.4	105.3	109.4
	39	87.5	91.2	94.9	98.8	102.7	106.7	110.7
	42	89.3	93.0	96.7	100.6	104.5	108.6	112.7
	45	90.9	94.6	98.5	102.4	106.4	110.4	114.6
4 岁	48	92.5	96.3	100.2	104.1	108.2	112.3	116.5
	51	94.0	97.9	101.9	105.9	110.0	114.2	118.5
	54	95.6	99.5	103.6	107.7	111.9	116.2	120.6
	57	97.1	101.1	105.3	109.5	113.8	118.2	122.6
5 岁	60	98.7	102.8	107.0	111.3	115.7	120.1	124.7
	63	100.2	104.4	108.7	113.0	117.5	122.0	126.7
	66	101.6	105.9	110.2	114.7	119.2	123.8	128.6
	69	103.0	107.3	111.7	116.3	120.9	125.6	130.4
6 岁	72	104.1	108.6	113.1	117.7	122.4	127.2	132.1
	75	105.3	109.8	114.4	119.2	124.0	128.8	133.8
	78	106.5	111.1	115.8	120.7	125.6	130.5	135.6
	81	107.9	112.6	117.4	122.3	127.3	132.4	137.6

表 2-6　0～6 岁女童身高（身长）标准值　　　　　单位：cm

年龄	月龄	-3SD	-2SD	-1SD	中位数	+1SD	+2SD	+3SD
0岁	0	44.7	46.4	48.0	49.7	51.4	53.2	55.0
	1	47.9	49.8	51.7	53.7	55.7	57.8	59.9
	2	51.1	53.2	55.3	57.4	59.6	61.8	64.1
	3	54.2	56.3	58.4	60.6	62.8	65.1	67.5
	4	56.7	58.8	61.0	63.1	65.4	67.7	70.0
	5	58.6	60.8	62.9	65.2	67.4	69.8	72.1
	6	60.1	62.3	64.5	66.8	69.1	71.5	74.0
	7	61.3	63.6	65.9	68.2	70.6	73.1	75.6
	8	62.5	64.8	67.2	69.6	72.1	74.7	77.3
	9	63.7	66.1	68.5	71.0	73.6	76.2	78.9
	10	64.9	67.3	69.8	72.4	75.0	77.7	80.5
	11	66.1	68.6	71.1	73.7	76.4	79.2	82.0
1岁	12	67.2	69.7	72.3	75.0	77.7	80.5	83.4
	15	70.2	72.9	75.6	78.5	81.4	84.3	87.4
	18	72.8	75.6	78.5	81.5	84.6	87.7	91.0
	21	75.1	78.1	81.2	84.4	87.7	91.1	94.5
2岁	24	77.3	80.5	83.8	87.2	90.7	94.3	98.0
	27	79.3	82.7	86.2	89.8	93.5	97.3	101.2
	30	81.4	84.8	88.4	92.1	95.9	99.8	103.8
	33	83.4	86.9	90.5	94.3	98.1	102.0	106.1
3岁	36	85.4	88.9	92.5	96.3	100.1	104.1	108.1
	39	86.6	90.1	93.8	97.5	101.4	105.4	109.4
	42	88.4	91.9	95.6	99.4	103.3	107.2	111.3
	45	90.1	93.7	97.4	101.2	105.1	109.2	113.3
4岁	48	91.7	95.4	99.2	103.1	107.0	111.1	115.3
	51	93.2	97.0	100.9	104.9	109.0	113.1	117.4
	54	94.8	98.7	102.7	106.7	110.9	115.2	119.5
	57	96.4	100.3	104.4	108.5	112.8	117.1	121.6

续表

年龄	月龄	-3SD	-2SD	-1SD	中位数	+1SD	+2SD	+3SD
5岁	60	97.8	101.8	106.0	110.2	114.5	118.9	123.4
	63	99.3	103.4	107.6	111.9	116.2	120.7	125.3
	66	100.7	104.9	109.2	113.5	118.0	122.6	127.2
	69	102.0	106.3	110.7	115.2	119.7	124.4	129.1
6岁	72	103.2	107.6	112.0	116.6	121.2	126.0	130.8
	75	104.4	108.8	113.4	118.0	122.7	127.6	132.5
	78	105.5	110.1	114.7	119.4	124.3	129.2	134.2
	81	106.7	111.4	116.1	121.0	125.9	130.9	136.1

（三）头围测量

头围是指齐眉弓上缘至枕骨结节绕头一周的长度。头围测量对于 2 岁以下婴幼儿具有重要观察价值，头围过小，表示脑及颅骨发育不良；头围过大，表示可能为脑积水。

1. 测量工具

无伸缩性软尺。

2. 测量方法

测量时站在婴幼儿一侧或前方，一手拇指固定软尺 0 点于婴幼儿头部一侧眉弓上缘处，经该侧耳上、枕骨隆凸及另一侧眉弓上缘回至 0 点，交叉的刻度为头围，应精确到 0.1cm（见图 2-6）。

3. 评估标准

新生儿平均头围约 34cm；1 岁内增长迅速，可达到 46cm；之后增长速度减慢，2 岁时约为 48cm；以后每年增长 1cm；15 岁以后为 54～58cm。

（四）胸围测量

胸围是指沿乳头下缘经双肩胛下角下缘水平绕胸一周的长度，它主要反映胸廓、胸背部肌肉、皮下脂肪、肺等身体形态发育状况。

1. 测量工具

无伸缩性软尺。

2. 测量方法

测量时站在婴幼儿一侧或前方，一手拇指固定软尺 0 点于婴幼儿一侧乳头下缘处，软尺贴婴幼儿皮肤，经该侧腋下、肩胛下角下缘、另一侧腋下及乳头回至 0 点，交叉的刻度为胸围，取呼气和吸气的中间读数，应精确到 0.1cm（见图 2－7）。

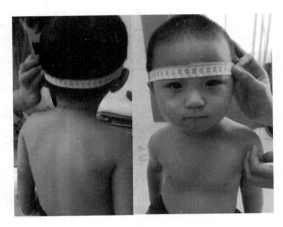

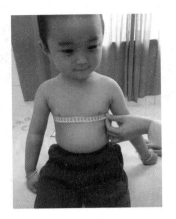

图 2－6　婴幼儿头围的测量　　　　　　　　图 2－7　婴幼儿胸围的测量

其他形态指标的
测量

3. 评估标准

　　婴儿出生时平均胸围约为 32cm，比出生时头围要小 1 ～ 2cm，在第一年发育最快，到 4 个月末时，胸围与头围基本相同；1 ～ 1.5 岁时胸围超过头围；2 岁时增长速度明显减慢，平均增长 3cm；以后平均每年增长 1cm。

二、评估的程序与方法

　　婴幼儿身体形态健康水平评估是指以正常婴幼儿身体形态测量数据为标准，评估个体婴幼儿或群体婴幼儿体格生长发育所处水平及其偏离标准值的程度。对个体婴幼儿来说，除了判断其生长、营养状况外，还可为某些疾病的诊断提供重要依据；对群体婴幼儿来说，可以研究其生长发育的规律和特点。从预防角度来看，如果早发现婴幼儿有偏离正常生长模式的倾向，可以寻找危险因素，及早采取干预措施。

（一）评估程序

　　婴幼儿身体形态健康水平评估主要包括测量记录指标、分析测量数据、解释评估结果三个阶段。

1. 测量记录指标

　　按照前述婴幼儿身体形态健康水平指标逐项进行测量，除记录测量数据外，还需要通过访谈等形式，全面记录婴幼儿的健康状况。

2. 分析测量数据

将收集和测量获得的数据进行归纳分析，使用百分位数法、等级评价法和指数评价法，正确评估婴幼儿健康状况，为选择和确定婴幼儿身体锻炼方案提供依据。

3. 解释评估结果

根据数据分析结果，确定婴幼儿身体形态健康状况，并制定相应的指导方案。

（二）评估方法

婴幼儿身体形态健康水平评估经常采用的方法有离差评价法、身体指数评价法、三项指标综合评价法。

1. 离差评价法

离差评价法是将个体婴幼儿的发育数值与作为标准的均值及标准值进行比较，以评估个体婴幼儿发育状况的方法。在离差评价法中，常用的有发育等级评价法、生长曲线评价法。

（1）发育等级评价法。

正常婴幼儿多数的发育指标是呈正态分布的，而这个正态的分布范围又与均值和标准差有一定的关系（该方法与百分位数法的关系见图 2-8），68.26% 的婴幼儿发育水平在均值 ±1 个标准差范围内，95.44% 的婴幼儿发育水平在均值 ±2 个标准差范围内，99.74% 的婴幼儿发育水平在均值 ±3 个标准差范围内，这说明婴幼儿的发育水平比较集中地分布在均值上下，离均值越远者越少。一般情况下，均值 ±2 个标准差为形态和生理指标的正常范围，在此范围之外的婴幼儿，应通过定期连续观察或结合全面体检做出判断。

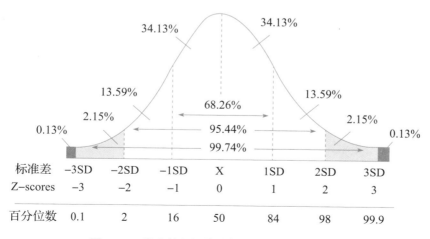

图 2-8　发育等级评价法与百分位数法的关系

发育等级评价法可以直观地了解婴幼儿发育状态，容易掌握，方法简单，在群体婴幼儿中也可以看出不同发育水平的比例，但这种方法只适用于单项指标的评估，无法对个体婴幼儿的发育匀称程度进行判断，也不便于对婴幼儿发育进行动态追踪观察。

（2）生长曲线评价法。

生长曲线评价法是根据离差法原理，将不同性别各年龄组的婴幼儿某项发育的均值、均值 ±2 个标准差分别标在坐标图上，并连成三条曲线，作为评价个体婴幼儿发育的标准。将定期测量数据标记在同一生长曲线图上，然后把各点连接在一起就是该婴幼儿的生长曲线，可以看出其各个时期的发育水平、发育速度的快慢和发育的趋势。

生长曲线评价法简单易用，所测数值直接呈现在图上，一目了然，并且可以对指标进行动态追踪观察，也能对多名婴幼儿同时进行比较，但是它不能同时反映几项发育指标间的比例关系。

2. 身体指数评价法

身体指数评价法是根据人体各部分之间的比例关系，借助相关数学公式，将两项及两项以上的指标结合成指数，以了解婴幼儿生长发育状况的一种方法。常用的身体指数有身高体重指数、身高胸围指数、体质指数（BMI）等（见表 2-7），其中 BMI 是公认常用的身体评价指数。

表 2-7　常用的身体指数

	身高体重指数	身高胸围指数	体质指数（BMI）
含义	每厘米身高所含的体重数，反映人体的密度和充实度。	通过胸围和身高的比例关系，反映体型、胸廓的发育状况。	单位面积所含的体重数，与皮脂厚度关系密切，用于衡量营养状况和肥胖程度。
公式	$\dfrac{体重(kg)}{身高(cm)} \times 1\,000$	$\dfrac{胸围(cm)}{身高(cm)} \times 100$	$\dfrac{体重(kg)}{身高(m)^2}$
正常范围	随婴幼儿年龄增长呈规律性增加。出生：62；1 岁：120；2 岁：138；6 岁：160。	随婴幼儿月龄增加先增大后减小，转折点为 2～3 个月；青春期突增，然后随年龄增长上升，成年期稳定。	营养不良：<12；偏瘦：12～15.5；正常：15.5～18；肥胖：>18。

3. 三项指标综合评价法

三项指标综合评价法是 WHO 近年来推荐的判断婴幼儿营养状况的方法，即按相对身高的体重、相对年龄的身高、相对年龄的体重三项指标全面评价婴幼儿的生长发育情况（见表 2-8）。

表 2 - 8　三项指标综合评价

相对身高的体重	相对年龄的身高	相对年龄的体重	评价意义
高	高	高	高个子，近期营养过度。
高	中	中	目前营养良好。
高	低	高	肥胖 ++。
高	中	高	近期营养过度。
高	低	中	目前营养好，既往营养不良。
中	高	高	高个子，体形匀称，营养正常。
中	低	低	目前营养尚可，既往营养不良。
中	中	中	营养正常。
中	低	中	既往营养不良，现在正常。
中	中	高	营养正常。
中	中	低	营养尚可。
中	高	中	高个子，营养正常。
低	高	中	瘦高体形，目前轻度营养不良。
低	中	低	目前营养不良 +。
低	高	低	目前营养不良 ++。
低	中	中	近期营养不良。
低	低	低	近期营养不良，既往营养不良。

三、测量与评估实训

案例：某男童，2 岁 3 个月，家长在家测量身长 88cm，体重 15.27kg，请测量该童身体形态各项指标，并对测量过程进行初步评价。

（一）实训目的

熟悉测量体重、身高、胸围、腹围、头围的目的和要求；掌握测量体重、身高、胸围、腹围、头围的方法；评价婴幼儿体格发育，尤其是营养状况。

（二）实训重难点

不同年龄分期婴幼儿的测量方法；通过讲解、示范、练习掌握重点。

（三）计划与实施

实训计划与实施内容见表 2 - 9。

表 2 - 9　实训计划与实施内容

课程名称	婴幼儿健康评估与指导	项目名称	婴幼儿身体形态测量
实训课时数	2	实训类型	综合性
实训用物	盘式杠杆秤、多功能杠杆秤、婴幼儿体重计、婴幼儿测量床、软尺、操作台等。		

教学内容、教学过程和时间分配

一、讲解本次实训安排（5分钟）

讲解→教师示范→分组练习→评价总结

二、示范操作步骤，讲解操作重点及注意事项（20分钟）

（一）操作流程

（1）核对婴幼儿姓名、性别、年龄。

（2）评估婴幼儿一般情况、目前状况、配合程度等。

（3）准备：

1）个人准备：洗手、戴口罩。

2）环境准备：安静整洁，光线充足，温、湿度适宜。

3）用物准备：实训用物、清洁布、记录本。

4）婴幼儿准备：向家长解释测量目的、操作方法，使婴幼儿和家长配合操作。

（二）测量过程

1.体重测量

（1）校正磅秤，放置平稳，并垫上一次性治疗巾，调节指针到零点。

（2）脱去婴儿衣服及尿布或协助婴幼儿脱下外套及鞋子，只穿内衣裤。

（3）将婴儿轻放于秤盘中央；1～3岁婴幼儿坐位测；3岁以上婴幼儿可站立于站板中央，两手自然下垂。

（4）当磅秤的指数呈稳定时，读数，准确读数至10g。

（5）将婴儿抱起穿上衣服、兜尿布；协助婴幼儿下磅秤。

（6）整理用物，洗手。

（7）记录数据。

2.身高（长）测量

（1）脱去或协助脱去婴幼儿的帽子、鞋、袜及外衣。

（2）将婴儿仰卧于铺有清洁布的测量板中线上，或帮助婴幼儿站在立位测量器或有身高测量杆的磅秤上。

（3）助手将婴儿头扶正，面向上，头顶轻贴测量板的顶端，测量者一手按住婴儿双膝使双下肢伸直，一手推动滑板贴于双足底；将推板轻轻推至婴儿头顶，推板与测量杆呈90°。

（4）读出身长厘米数。

（5）抱起婴儿，帮助整理衣物；扶婴幼儿下测量器。

（6）整理用物，洗手。

（7）记录数据。

3.头围测量

（1）协助婴幼儿取坐位或立位，助手固定婴幼儿头部。

（2）用卷尺从婴幼儿枕后部绕至前眉弓处。

1）测量者用一手拇指将软尺0点固定于婴幼儿头部一侧眉弓上缘。

2）一手中、食指固定软尺于枕骨隆凸，手掌固定婴幼儿头部。

续表

3）另一手使软尺紧贴头皮绕枕骨隆凸最高点及另一侧眉弓上缘回至 0 点。

（3）读出头围厘米数。

（4）整理用物，洗手。

（5）记录数据。

4.胸围测量

（1）把清洁布铺在床上，围床帘。

（2）脱去婴幼儿上半身衣物，注意保暖，将婴幼儿轻放平卧于床上。

（3）助手固定婴幼儿使其不要乱动。

（4）测量者一手将软尺 0 点固定于婴幼儿一侧乳头下缘。

（5）另一只手将软尺紧贴皮肤，经背部两肩胛下角下缘回至 0 点。

（6）观察其呼气时和吸气时的胸围，取其平均值，读数。

（7）帮助婴幼儿整理衣物，下床。

（8）洗手。

（9）记录数据。

三、学生分组练习（60 分钟）

四、总结（5 分钟）

注意事项	（1）注意测量器材的清洁性、安全性和准确性。 （2）体重秤必须摆放于水平位置，平稳而不活动，避免受到撞击。 （3）3 岁以下婴幼儿测身高需要 2 人配合，3 岁以上婴幼儿测身高则只要 1 人即可。

（四）操作评价

具体评分标准见表 2 - 10。

表 2 - 10　婴幼儿身体形态测量评分标准

班级_____　　　姓名_____　　　学号_____　　　成绩_____

项目	总分	技术操作要求	评分等级 A	B	C	得分	备注
准备阶段	22	评估婴幼儿一般情况、配合程度，解释测量目的； 仪表大方、服饰整洁，态度和蔼，洗手、戴口罩； 环境及物品的准备。	6 8 8	4 4 4	2 0 2		
操作流程	57	清洁布的使用； 调节 0 点； 调整衣物手法轻柔； 围度操作准确； 读数准确； 协助婴幼儿离开； 拉平衣物、盖好被褥。	6 6 10 10 15 5 5	5 5 8 8 8 2 4	3 3 5 5 3 1 3		

续表

项目	总分	技术操作要求		评分等级			得分	备注
				A	B	C		
结束阶段	21	准确记录，用物处理恰当，洗手； 动作轻柔、稳重、准确、安全； 关爱婴幼儿，婴幼儿舒适、安静。		9 6 6	6 3 3	3 1 1		
备注：不关心婴幼儿、沟通不畅、损伤婴幼儿，为不及格。								
合计		100						
主考教师：			考核日期： 年 月 日					

第三节　婴幼儿动作发展健康水平测量与评估

　　动作发展是一个贯穿整个生命周期的学习、应用、精细化并改变各种各样动作模式的复杂过程，主要指婴幼儿手的抓握能力、位移和操作动作技能发展的过程。婴幼儿期的动作发展是在大脑、神经中枢、神经和肌肉控制下进行的，在进行婴幼儿动作发展测量与评估过程中，要遵循婴幼儿动作学习与发展规律（见图 2-9）。

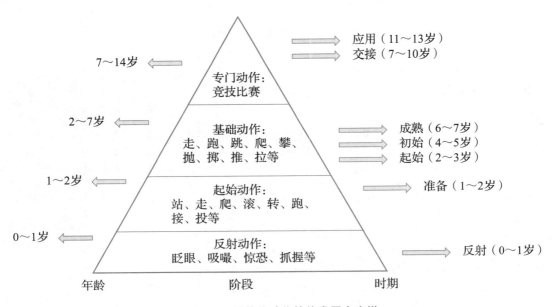

图 2-9　婴幼儿动作技能发展金字塔

一、婴幼儿大肌肉动作发展水平测量

大肌肉动作是大肌肉群所组成的随意动作。在婴幼儿期，比较常见的大肌肉动作有翻身、坐、爬、走、跑、跳、投、接、踢等。0～7岁是婴幼儿生理、心理发展最迅速的时期，也是大肌肉动作发展的"黄金年龄"。

婴儿在出生后的几个月利用一系列反射活动，与外部世界取得了最初的平衡，这些非针对性、自发的、无序的活动是婴幼儿早期动作发展的重要组成部分，也是未来运动技能发展的基础。

（一）婴幼儿姿势发展水平测量

姿势控制是指人能保持身体平衡，并在环境中维持一个特定的身体方位。婴儿从出生开始，必须与外界的重力进行对抗才能移动身体。婴儿出生后第一年的任务，就是学习在不断变化的环境中进行各种合适的动作反应。姿势控制的发展，通常是从颈部开始的，一般遵循从头到脚的发展方向。

1. 抬头动作发展测量

抬头是婴幼儿大肌肉动作发展的第一步，主要依赖于头颈的力量来控制头部动作，抬头动作发展有利于婴幼儿手眼协调及空间视觉的发展，通过拓宽视野向大脑持续输入视觉刺激，从而促进智力的发展。

（1）动作特征。

新生儿出生后2～3周，在俯卧位能将头抬离支撑面。1～2个月时，婴儿头颈力量有了一些增长，仰卧时能比较好地控制头部左右转动以寻找奶源、声源或物体，俯卧时能试着抬头至45°。3个月时，婴儿在俯卧位可以抬头到90°，并能够左右转动，在成人扶持下，身体和头部可以直立，但不稳固，需加强保护，此时婴儿四肢活动动作幅度明显。4～5个月时，婴儿俯卧时能将手臂伸直支撑，使头和胸部抬离支撑面（见图2－10），四肢活动明显增强，腹背、腿部的力量逐渐加强。

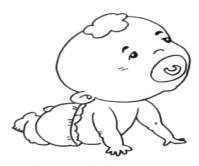

图 2 - 10　俯卧位双臂支撑

（2）动作测量。

测量方法：采用观察法和测试法。采用观察法时观察内容应全面而有重点。

测试标准：见表2-11。

表 2-11 婴幼儿姿势动作发展年龄及评估标准

婴幼儿姿势发展	平均年龄	动作形式及评估标准
头部和 上部躯干的控制	2周	俯卧位时将头抬起并转向侧方
	1个月	俯卧位保持抬头数秒
	2～3个月	俯卧位时能将头和胸部抬离支撑面
	4～5个月	手臂伸直支撑在俯卧位
翻滚	2～3个月	由侧卧位翻滚为仰卧位，俯卧抬头45°～90°
	4个月	从仰卧位翻滚为侧卧位
	5.5个月	在躯干不旋转的情况下由仰卧位翻滚为俯卧位
	7个月	伴随躯干旋转的翻滚
坐立	4.5月	双臂支撑在支撑面上坐立
	5个月	弓着背、躯干前倾地独立坐着
	6个月	背部挺直独立坐着
	7～8个月	独立从俯卧位撑起到竖直的坐立位
站立	8个月	拉站（自己从坐位拉到站立位）
	10.5个月	独自站立

（3）动作干预。

1）俯卧抬头：出生10天后在喂奶之间或睡醒后，让婴儿俯卧床上，两臂曲肘在胸前支持身体，用声音或玩具逗引，使其面部转向一侧或抬头，增强其颈背部力量。注意床面平坦舒适，时间不要太长。

2）竖抱抬头：每次喂奶后，将婴儿竖直抱起，头部靠在成人肩上，轻拍背部使其打嗝，并使头部自然立直片刻，增强颈部肌肉的力量。

3）俯腹抬头：婴儿空腹时，自然伏在成人腹部，成人双手在婴儿背部按摩，逗引其抬头。

4）直立转头：成人一手抱婴儿，一手撑其颈背使其头部处于直立状态，变换方向走，促使婴儿自己将头竖直；或在其面前做类似捉迷藏的游戏，变换位置或用声音逗引，使其主动左右转头。每天 4～5 次，每次 1～3 分钟。

2. 翻滚动作发展测量

翻身是婴儿第一次真正意义上的全身运动，借助头、躯干以及四肢的力量，将身体翻转过来，手臂和腿之间有一定程度的协调。翻滚动作有助于婴儿肌肉关节和左右脑的发展，提高婴儿感官能力和认知能力，为后期大肌肉动作发展奠定基础。

（1）动作特征。

婴儿第一个翻滚动作在 2～3 个月时发生，由侧卧位翻滚为仰卧位；到 4 个月时，能从仰卧位翻滚为侧卧位；随着婴儿对躯干和臀部的控制能力增强，5.5 个月左右可以在躯干不旋转的情况下由仰卧位翻滚至俯卧位，由俯卧位翻滚至仰卧位通常要再等几周才能完成。7 个月左右，婴儿可以完成伴随躯干旋转的翻滚。

（2）动作测量。

测量方法：采用观察法和测试法。观察时要细致全面，有目的、有计划地进行。

测试标准：见表 2-11。

（3）动作干预。

1）侧翻动作：婴儿出生 1 个月后，用玩具在其头部两侧吸引婴儿转头注视，握住婴儿的一只手，并将婴儿同侧腿搭在另一条腿上，辅助婴儿向对侧侧翻，感觉体位的变化，或借助外力让其翻身。每天 3～4 次，每次 2～3 分钟，两侧轮流练习。

2）手脚并用：婴儿仰卧在床上，轻拉一只手或双腿，借助声音或玩具吸引，顺势缓慢带动婴儿翻身。注意一定要顺力带动婴儿，动作要缓慢，避免对其肢体造成伤害。

3）俯卧翻身：婴儿俯卧位，逗引其到仰卧位。开始可以给婴儿一些外力，帮助其向左右翻身，同时做好保护。

3. 坐立动作发展测量

坐立是人类获得的第一个直立姿势。婴儿坐立动作的发展对其认知、情绪和社会行为的发展有着重要的影响。同时婴儿保持坐立姿势，能够将双手解放出来，更好地发展双手的协调操作和手指的精细动作，促进手眼协调发展。

（1）动作特征。

在获得头部和躯干的控制之后，4.5 个月时，婴儿借助手臂的支撑能首次坐立。5 个月左右，婴儿能首次进行独立坐着的尝试，但会驼背并前倾；接下来 2 周时间，婴儿能独立坐着并保持直立姿势几秒钟。6个月左右，婴儿能更稳定地独立坐着，但是倾倒后无法自己恢复坐姿。7～8个月时，婴儿获得了足够的姿势控制，能将身体从俯卧位撑起到竖直的坐立位，并在坐位时自由地移动身体和四肢（见图2-11）。

（2）动作测量。

测量方法：采用观察法和测试法。观察内容应细致全面，不宜过于简单或过于复杂。

测试标准：见表2-11。

（3）动作干预。

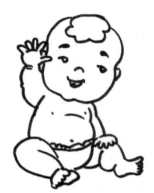

图2-11 独坐

1）靠坐练习：4个月以后，让婴儿背靠枕头、小被子等物体半坐，练习用腰部肌肉支撑身体，成人在旁边照料。靠坐时间一般持续3～5分钟，坐稳后时间不宜超过10分钟。

2）坐站结合：双手扶婴儿腰部或腋下，两腿成45°角，扶成站姿；然后双手扶腰，将婴儿身体向下推按至坐姿，顺势仰卧躺下；稍后再扶坐、站立。反复进行3～6次。注意保护婴儿的腰部及上肢。

3）扶坐练习：婴儿仰卧位，成人一手握其手腕，另一手扶头部帮助婴儿坐起，然后再躺回仰卧位。根据婴儿头颈的直立程度逐渐减小对头部的支撑力量，每天根据实际情况确定锻炼数次。

4）拉坐练习：婴儿仰卧位，抓握成人双手大拇指，成人握住婴儿手腕使其双手伸直前举，向前轻拉，使婴儿头、肩部离开床面，保持5～6秒钟，再轻轻让婴儿躺回仰卧位。重复2～3次。

4. 站立动作发展与测量

双腿站立是婴儿第一年内重要的里程碑，它是后期动作技能出现的前提。婴儿在重力环境中移动，就必须掌握身体多个部分的控制和协调。不过，独自站立不是婴儿喜欢的姿势，不一定在所有婴儿的动作发展过程中都能观察到。

（1）动作特征。

出生1个月左右，就可以观察到婴儿首次尝试站立。托着婴儿的腋下，他的腿会承受一些体重，但是身体会前倾；4～5个月时，婴儿能更好地控制姿势并增加肌肉的强度，在扶站时，婴儿能承受更多的体重并保持躯干直立；6个月左右，在成人帮扶下，婴儿可以蹦蹦跳，这就是站立的基础；在8个月左右，婴儿能将自己从坐位拉栏杆或成人手臂到站位（拉站）；10.5个月左右，婴儿可以不用任何支持保持直立姿势，时间仅仅几秒钟，2～3周后，婴儿开始出现行走。

（2）动作测量。

测量方法：采用观察法和测试法。观察时要细致全面，并做好必要的保护。

测试标准：见表2-11。

（3）动作干预。

1）扶站练习：扶住婴儿腋下或拉其两只手，婴儿主动自然地顺着自己的力量由坐位到站立。练习时成人不能过分用力。可以增加婴儿自己抓住辅助物站立的练习。

2）扶走练习：将婴儿的脚放在成人脚面上，左右交替迈步，或扶婴儿腋下向前推动婴儿左右脚交替迈步；然后训练婴儿扶栏杆或其他物体移步。注意做好保护，防止跌跤或磕碰。

3）独站练习：从8个月起，让婴儿扶着成人的双手，逐渐过渡到扶一只手。由于人体的动作惯性，独站与独走经常是同时进行的。婴儿站稳后，成人可以退后，松开双手。根据婴幼儿重心的稳定程度决定练习时间。

（二）婴幼儿移动技能发展水平测量

婴幼儿在获得人类最重要的行走动作技能前，会通过各种各样的方式在环境里移动。婴幼儿的移动行为不尽相同，但是大多数婴幼儿在独立行走前通常会经历爬行阶段。

1. 爬行动作发展测量

爬行是所有粗大动作发展的基础，是婴幼儿最早掌握的身体移动方式，可以强化躯干及相关肌肉，刺激内耳或前庭系统，刺激左右脑均衡发展，有助于培养平衡感，增强手眼协调能力。

（1）动作特征。

爬行是在俯卧位时手臂和腿的交互动作。在出生后5～6个月时，婴儿在俯卧位时可以以腹部为中心，向左右挪动身体打转。7～8个月时，婴儿首次表现出在腹部与支撑面保持接触状态下，缓慢交互地移动手臂和腿以向前移动身体，也称为匍匐爬行，此时期是培养爬行动作技能的关键时期。8.5个月左右，婴儿可以腹部脱离支撑面并用手和膝部爬行。刚开始时，婴儿只能移动一侧肢体（手臂或腿），随着婴儿逐渐增强对躯干和腿部的控制，可以同时移动一侧的手臂和对侧的腿，并保持后背平坦地快速爬行（见图2-12）。1岁后婴儿学会直立走路，但在行走初期，遇到稍微困难的情境（上下台阶）时，会选择爬行动作。

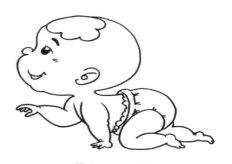

图2-12　爬行

（2）动作测量。

测量方法：采用观察法和测试法。观察时内容要细致全面，并做好必要的保护措施，在地毯、地板、平坦的地面或不滑动的垫子上爬行。

测试标准：见表 2 - 12。

表 2 - 12　婴儿爬行动作发展年龄及评估标准

平均年龄	动作形式及评估标准
7.5 个月	腹部与支撑面保持接触地爬行（匍匐爬行）
8.5 个月	腹部脱离支撑面并用手和膝部爬行
12 ～ 15 个月	练习爬上台阶

（3）动作干预。

1）爬行意识：7 个月后，婴儿俯卧位，在面前放玩具逗引使其产生向前爬的意识，成人将婴儿的腿外展弯曲，用手顶住脚底，促使婴儿脚用力向后蹬，向前挪动身体。

2）手膝爬行：成人用手轻托婴儿的胸部和腹部，帮助其手、膝着床，向前微用力使婴儿体验爬行的感觉。可以每天训练 4 次，每次 10 ～ 20 分钟，循序渐进。

3）手脚支撑：婴儿俯卧位，成人抱其腰部使臀部抬高，小腿蹬直，用手和脚支撑，成人轻用力使婴儿身体前后晃动几十秒。每天练习 3 ～ 4 次，提高婴儿手臂和腿的支撑力。

4）独立爬行：把不同质地的小物品散放在地板上，形成一条小路，诱导婴儿沿着小路爬行。注意地面不能太硬，活动场地周边要做好防护。

2. 行走动作发展测量

行走就是用双脚移动，是人类最重要的独特性之一。行走不仅要保持身体直立的姿势，还要将重心由一侧脚转移至另一侧脚，并始终保持至少一只脚接触地面。婴幼儿经常步行，可以有效地锻炼下肢的肌肉、骨骼、关节和韧带，提高身体平衡能力和协调能力，发展肌肉耐力及心肺耐力。

（1）动作特征。

婴儿第一次尝试两脚行走的动作大约发生在 9 个月时，通常为婴儿借助双手扶住物体行走。"扶物行走"为婴儿提供了将重心由一只脚转移到另一只脚的练习机会，婴儿在直立姿势下对身体能较好控制后，第一次独立行走就出现了。行走的开始通常被定义为婴幼儿独立连续走 3 步或 5 步，出现的平均年龄在 11 个月左右，正常发展年龄在 9 ～ 15 个月（见图 2 - 13）。

1～2岁时，婴幼儿全身的肌肉都处于较紧张的状态，肌肉力量较弱，容易使肌肉产生疲劳，步幅小、步频快，控制身体的能力较差，手臂处于高位保护。

　　3～4岁时，婴幼儿走步时全身肌肉的紧张程度稍微有缓解，但腿部力量仍然较弱。到了4岁左右时步幅已经较稳定，能控制好自己的身体，动作较协调，但膝关节灵活性较差，走步时注意力易分散。

　　4～5岁时，婴幼儿走步显得更加轻松协调，能够

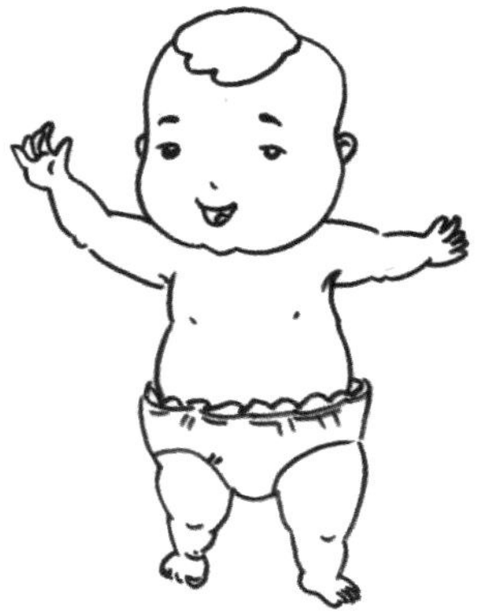

图2－13　婴儿刚开始走路的步态

有精神、有节奏地走，摆臂较适度，步幅较均匀，个人走步特点已初步形成，身体姿势基本正确，但调节节奏能力尚差，注意力仍易分散。

　　（2）动作测量。

　　测量方法：主要采用观察法和测试法。应根据评估内容与要求设计评估标准，制定观察记录表（见表2－13）。评估内容应有重点，不宜过繁。观察要准确全面。可以用录像机记录婴幼儿行走的过程，测量结束后帮助婴幼儿了解自己行走的能力。

表2－13　婴幼儿行走能力观察记录表

观察内容	步幅		蹬伸摆腿				落地				躯干			头颈			摆臂		
动作评估	长度(cm)	正常	较小	垫脚	擦地	膝僵	外摆	轻柔	轻重不同	过重	八字脚	正直	斜肩	含胸	探头	歪头	低头	前后自然	甩小臂	幅度小

　　测试标准：评估标准见表2－14。

表2－14　婴幼儿行走动作能力评估表

年龄	动作形式及评估标准
9个月	扶物（家具或成人的手）行走
11个月	独立连续行走3步左右
12～15月	独自走路
18～24月	会拉玩具倒退行走，自己扶栏上下台阶

续表

年龄	动作形式及评估标准
3～4岁	步幅均匀，躯干和头正直，摆臂自然，落地较轻，无低头、含胸、八字脚、擦地等动作；排队走步不掉队，注意力较集中
4～5岁	步幅均匀，落地轻，腰背正直，挺胸，摆臂自然，上下肢协调；排队走步能保持队形，能踏准节拍走
5～6岁	步幅大而均匀，落地轻柔，腰背正直，挺胸，前后自然摆臂，上下肢协调，动作放松，有较稳定的节奏，精神饱满；排队走能保持队形，能踏准节拍走，并能随节拍的变化而变化

（3）动作干预。

1）扶走练习：将婴幼儿的脚放在成人脚面上，左右交替迈步，或扶婴幼儿腋下向前推动婴幼儿左右脚交替迈步；然后训练婴幼儿扶栏杆或其他物体移步。注意做好保护，防止跌跤或磕碰。

2）独站与独走：婴幼儿独立站稳后才能开始迈步，开始可牵着成人的手或扶墙走，独走训练开始只走一两步，让婴幼儿体验成功，每天练习，成人给予鼓励并做好保护。

3）1～2岁的婴幼儿，多进行手持物体自由走动，在走步过程中停下来蹲下拿物，抬腿迈步走，推着或拉着物体走。

4）2～3岁的婴幼儿，适宜进行边走边从低矮的障碍物（如绳子、积木等）上跨过、一个跟着一个走或者听信号向指定方向走、独自上楼梯等。

5）3～6岁婴幼儿可以在指定范围内四散走、模仿各种动物走的姿势、短途远足、听信号有节奏地走、蹲着走、平衡木上走、倒退走、上下坡走等。

3. 跑步动作发展测量

跑步是人体移动位置最快的一种运动方式，属于周期性动作，它既是最基本的动作技能，又是锻炼身体的重要手段。婴幼儿经常参加适当的跑步活动，可以有效地增强腿部肌肉力量，发展速度、灵敏以及耐力等身体素质。

（1）动作特征。

婴幼儿跑步主要是由走步动作发展来的，在两脚交替作为支撑点来推动身体位移动的过程中，有两脚同时离开地面的腾空阶段。在跑步动作技能的发展中，婴幼儿必须具备足够的腿部力量和动态中保持身体平衡及协调的能力。婴幼儿跑步动作发展序列及动作特征见表2-15。

表 2 - 15　婴幼儿跑步动作发展序列及动作特征

各部分动作	发展阶段	动作特征
腿部动作	第一阶段	腾空时间很短，全脚掌着地，步幅小，频率快，脚趾及摆动腿外展
	第二阶段	腾空时间增加，全脚掌着地，大腿有侧摆
	第三阶段	脚跟或前脚掌着地，大腿摆动幅度增大
手臂动作	第一阶段	手臂高位保护（扬着手、架着肩，以保持身体平衡）
	第二阶段	手臂中位保护
	第三阶段	手臂前后摆动，肘关节前摆弯曲、后摆伸直

1.5～2岁时，在走步较稳定的基础上开始学习跑步，但是早期跑步并不是真正的跑，具有以下特点：手臂高位保护，步幅小，步频高，上体直且转动幅度小，全脚掌着地，两脚落地间距基本与肩同宽，控制跑动方向能力差，易摔倒。

到了2～3岁，大部分的婴幼儿已掌握跑的技能，腾空时间增加，步幅加大，膝关节弯曲成90°角，大腿有侧摆，摆动腿的脚会超过身体的中线置于身体后侧。

3～4岁婴幼儿跑步的稳定性有明显提高，但重心不够稳，手臂中位保护，身体直立，腿部动作接近完全伸展，不能控制身体的平衡，易摔倒，缺乏速度意识和竞赛意识。

4～6岁时，幼儿在跑步技能、速度、耐力以及心理素质等方面都有明显的提升。60%的男孩在4岁左右能进入跑的第四阶段，而60%的女孩要到5岁才能有这种表现。幼儿到了6岁以后跑步的特点已接近12岁儿童的水平，步频仍保持较高水平，手臂低位保护，控制跑步方向的能力和跑步的稳定性都有明显的提高。

婴幼儿跑步动作各阶段线性轨迹见图2-14。

第一阶段

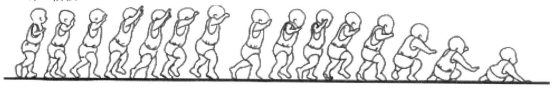

第二阶段

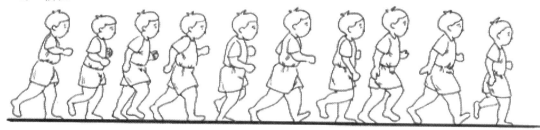

第三阶段

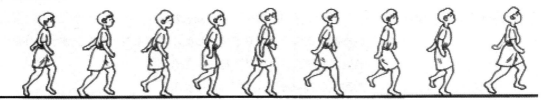

第四阶段

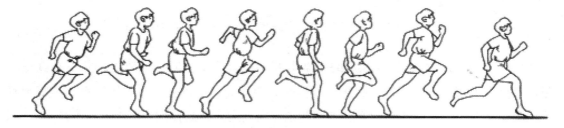

图 2-14　婴幼儿跑步动作各阶段线性轨迹

（2）动作测量。

1）测量方法：主要用观察法和测试法。采用观察法时观察内容应全面而有重点。婴幼儿跑步能力测量记录表见表 2-16。

表 2-16　婴幼儿跑步能力测量记录表

姓名	步幅（cm）	步频（步/秒）	后蹬		摆腿		落地			躯干			头颈			摆臂			
			有力、充分	乏力、不充分	放松、幅度大	紧张、幅度小	轻柔	较重	八字脚	过宽	正直	后仰	前倾	正直	歪头	低头	仰头	前后直臂	左右摆	甩小臂

2）评估标准：见表 2-17。

表 2-17　婴幼儿跑步能力评估表

年龄	动作形式及评估标准
2～3岁	两脚与肩同宽，全脚掌着地，步幅小，步频高，上体转动幅度小，手臂高位保护
3～4岁	能迈开步跑，落地较轻，双臂前后自然摆动，能注意跑动方向，20m 快跑不慢于 20 秒
4～5岁	步幅正常，落地较轻，屈臂前后自然摆动，能初步控制跑动方向，20m 快跑不慢于 6.5 秒
5～6岁	蹬地较有力，步幅正常，落地较轻，屈臂摆动自然放松，20m 快跑不慢于 6 秒

（3）动作干预。

1）拉手跑：14个月时，成人可以拉着婴幼儿的一只手与其一起跑，引导婴幼儿注意并摆好双手的位置，做好保护。

2）平行跑：2～3岁时，成人可以跟婴幼儿平行跑动，示范一会儿快跑、一会儿慢跑，看婴幼儿能否按照成人的速度控制自己的跑步速度。跑步前一定要让婴幼儿做好准备活动，避免肌肉或关节受到伤害。

3）3～6岁幼儿可选择跑步游戏，做一些竞技类游戏。比较常用的活动方式是折返跑、追逐跑、圆圈跑。应提醒婴幼儿注意安全，减少相互碰撞。

4.跳跃动作发展测量

跳跃动作属于爆发性的位移动作，它包括双脚的腾空及落地，幼儿需要具备一定的力量并能保持动态平衡。发展跳跃动作技能可以增强婴幼儿腿部力量和提高协调性。婴幼儿首先学习双脚起跳的动作，难度发展大约要经历从高处往下跳、往上跳、往前跳、跳跃过障碍物几个阶段。大约练习6个月后，才能开始单脚跳跃的学习。

（1）动作特征。

婴儿在很小的时候，经常会在成人怀里屈伸髋关节和膝关节，实际上此时已经产生了跳跃意识。2岁左右，幼儿逐渐出现两脚离地的纵跳动作，但此时的动作为起始阶段，蹲伏准备动作不协调，起跳时身体也没有伸展，双脚缺乏起跳的能力，几乎没有腿部蹬伸动作，无摆臂助跳意识，手臂无动作或者耸肩，跳起的高度较低，落地缓冲意识差。

3岁左右的幼儿，已经能够双脚起跳，蹲伏时膝关节弯曲角度超过90°，但蹬地力量小，身体不能完全伸展，手臂开始辅助用力并能保持平衡，但手臂摆动和脚的蹬伸配合不好，脚落地时不会屈膝缓冲。

5～6岁的幼儿能较有力、较协调地向前跳和向上纵跳，蹲伏时膝关节弯曲角度在60～90°，起跳时身体完全伸展，并且可以控制落地，基本上学会了落地缓冲的动作。在此基础上，幼儿还能学习其他较复杂的跳跃动作。

（2）动作测量。

1）测量方法：主要用观察法和测试法。采用观察法时观察内容应全面而有重点。测量需要用皮尺。在测量过程中观察婴幼儿跳跃动作，在观察记录表（见表2-18）中做好记录。

表 2-18　婴幼儿跳跃能力观察记录表

姓名	性别	年龄（岁）	预备姿势				起跳				落地				距离（cm）
			屈腿幅度		双腿自然弹动	两臂于体侧随弹动自然摆动	蹬腿		摆臂		轻柔	较重	平稳	不稳	
			合适	较差			有力	较差	自然协调	较差					

2）评估标准：见表 2-19。

表 2-19　婴幼儿跳跃能力评估表

年龄	评估内容
2～3岁	单脚起跳，几乎没有屈膝准备或蹲伏动作不协调，起跳时身体没有伸展，手臂无动作或耸肩
3～4岁	预摆自然；起跳双腿同时蹬伸，两臂自然摆动，两脚同时落地屈腿缓冲，身体稳定；立定跳远距离不少于55cm
4～5岁	预摆自然；跳跃时腿与臂协调自然，落地时全蹲缓冲，动作较稳；立定跳远距离不少于75cm；掌握跨跳、单脚连续跳
5～6岁	预摆协调自然；起跳蹬地有力，蹬摆协调，落地较稳；立定跳远距离不少于90cm；熟练掌握跨跳、单腿连续跳和双脚正摇跳绳

（3）动作干预。

1）21个月左右，成人可拉婴儿的手引导婴儿双脚向上跳，注意保持身体的平衡，当婴儿学会双脚平稳落地后，可尝试放开婴儿的手让其独立完成。每次练习时间不宜太久。

2）3岁后多用双脚向上跳、立定跳远、跨跳及游戏发展幼儿下肢爆发力；用双脚连续跳、跳圈等发展幼儿的灵敏素质；用单脚连续跳、从高处向下跳及游戏发展幼儿的平衡素质。

3）重视模仿能力的发展。可模仿一些小动物的起跳和落地的动作，引导幼儿观察模仿对象的形态和动作特征，鼓励幼儿进行独立模仿、创造性模仿。

（三）婴幼儿操作技能发展水平测量

操作技能是操作或者控制诸如棒、球等物体的动作技能。它包括投掷、接球、踢球、挥击等一系列的动作技能。

1.投掷动作技能测量

投掷是婴幼儿较早掌握的，也是十分喜爱的运动技能和生活技能。投掷活动不仅能有效地发展大肌肉群，而且能发展腕、指小肌群以及协调素质和动作速度。婴幼儿通过各种形式的投掷活动，可以增强上肢、腰、背等部位的肌肉力量，锻炼上肢部位的各个关节。

（1）动作特征。

婴儿在站立前，就已经能做出"砍切"的早期投掷动作：将物体举在耳旁，手臂向下砍，但是躯干尚不会扭转。

婴幼儿在 3 岁时已学会使用简单的投掷动作，但动作不协调，投掷能力较差。投掷时迈出的脚与投掷手臂同侧，肘和上臂弯曲，从头后侧或同侧位手臂向上挥，上体和整个躯干如一个整体"组块"跟随投掷动作进行转动，投掷物出手角度过小，往往是将投掷物向下扣或扔，并且投掷时主要利用的是上肢力量，下肢和躯干不能协调配合。

3 ～ 5 岁时，婴幼儿投掷能力有了较好的发展，逐渐学会投掷时迈出小步并与投掷手臂异侧，同时肘关节伸展，手臂呈弧形向后上引，从头后侧位置出手投掷，在发力阶段，髋部领先于上体转动，动作较有力、较协调，投掷的距离也较远，方向掌握较好。幼儿在 6 岁左右已能掌握单手肩上、肩侧、低手投掷动作和双手肩上、胸前、腹前投掷动作，而且全身能较协调用力，投掷远度与准确性明显提高。但多数婴幼儿肩上投掷动作尚不够协调，出手角度和方向仍不稳定。

婴幼儿投掷动作线性轨迹见图 2 - 15。

第一阶段

第二阶段

第三阶段

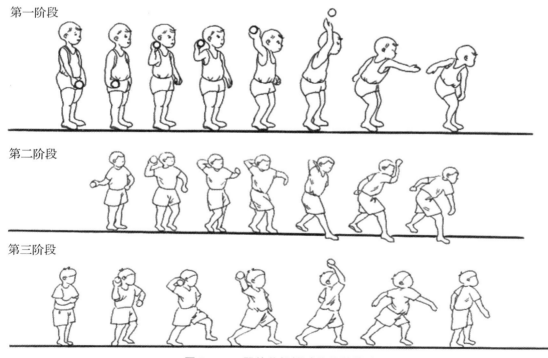

图 2 - 15 婴幼儿投掷动作线性轨迹

婴幼儿投掷能力性别差异明显，男童在 3 岁左右投掷动作的熟练程度明显优于女童，60% 的男童在 5 岁左右能熟练掌握正确的投掷动作，女童要到 8 岁左右才能达到相应的动作水平。

（2）动作测量。

一般可选择观察与测量相结合的方法作为测评婴幼儿投掷能力的指标。

1）测量方法：远度测量与动作观察相结合，见图 2-16、图 2-17。

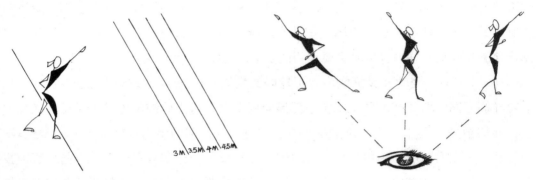

图 2-16 单手投掷技能远度测量　　　　图 2-17 单手投掷技能动作观察

2）相关测评要求和标准见表 2-20、表 2-21。

表 2-20　婴幼儿单手肩上投掷测评表

姓名	性别	年龄（岁）	预备姿势			协调性			出手速度		挥臂路线		出手角度			投掷距离（m）	总评
			正面站臂上举	半侧身站臂后上举	侧身站臂后上举	只用臂力	转体挥臂	全身协调用力	快速	较慢	肩上	肩侧	合适	过大	过小		

表 2-21　婴幼儿单手肩上投掷能力评估标准（沙包重 150g）

年龄	评估内容
<3 岁	面向投掷方向，下肢静态支撑，躯干无扭转，手臂做"砍切"动作。 一级：能够灵活、熟练、协调地完成动作； 二级：能经过帮助较熟练、灵活地完成动作； 三级：只能部分或者较差完成动作。

续表

年龄	评估内容
3～4 岁	握沙包方法正确，能举臂过肩；投掷时能大臂带动小臂，有向前上方投掷的意识；投掷距离不小于 3m。
4～5 岁	握沙包方法正确，能转体举臂过肩并向后引臂；能转体并使大臂带动小臂向前上方投掷。投掷距离男童不小于 4m，女童不小于 3.5m。
5～6 岁	侧向站立，重心落于后腿，引臂向后；投掷时蹬腿转体，从肩上挥臂将沙包向前上方投出。初步控制出手方向和角度。投掷距离男童不小于 5m，女童不小于 4m。

（3）动作干预。

1）让婴幼儿知道四肢和躯干一致用力才能投远、投准，培养协同用力意识，多看成人的正确示范。

2）发展投准能力，用不同重量的投掷物投不同距离的目标，在投掷中多体会用力的大小、出手时间，逐步发展力量、幅度、方位、距离知觉，提高动作控制能力。

3）投掷前做准备活动，注意发展手腕小肌群和腕指关节的柔韧性和灵活性。

2. 接球动作技能测量

"接"在日常生活中是一个常见的手的操作技能，以抓住物体为目标。婴幼儿需要一系列技能才能接到一个球，包括通过视觉追踪球、判断球的落点，以及一系列的手指操作来接住动态的球。

（1）动作特征。

婴幼儿在 20 个月左右开始出现接球的动作，他们将手臂伸展放在身体前面，手掌面向上，身体没有任何调整，经常转头、闭眼，一旦有球击中他们的胳膊，婴幼儿会延迟反应或借助胸将球搂抱住或球被反弹回去。

在 38 个月左右，婴幼儿可以双手掌心相对，手臂先向两侧伸展然后做一个弧线画圈的动作，身体随球飞行的路线开始移动，但头僵硬，接球动作笨拙，借助胸将球抱住。

48 个月时，婴幼儿接球时手掌会随着球的大小和飞行的情况进行相应调整，同时手臂伸展向前并移动到球的下方，身体能随着飞过来的球做相应调整，借助胸将球抱住。

之后，女童和男童开始出现性别差异，女童的动作发展优于男童。女童在 60 个月左右、男童在 72 个月左右，接球动作明显提升，脚步、身体和手臂都能够随着球的飞行进行相应的调整，手臂伸展接球，根据球飞行的高度调整拇指和其他手指的距离，用手抓物体并缓冲。女童大约在 76 个月、男童在 82 个月，接球动作就可以非常熟练了。

婴幼儿接球动作线性轨迹见图 2－18。

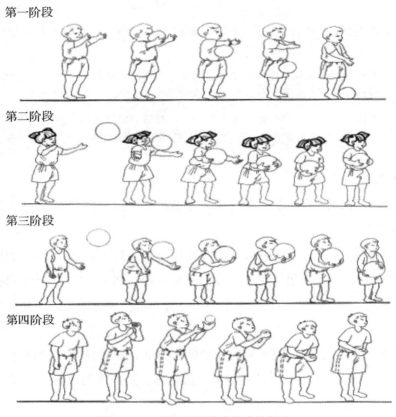

图 2－18 婴幼儿接球动作线性轨迹

（2）动作测量。

由于影响接球的许多因素难以控制，所以研究接球动作技能的发展比较困难。表 2－22、表 2－23 节选了威廉姆斯和布林汉姆动作行为测验量表的部分内容，用来测量 4～6 岁幼儿接球动作技能的发展水平。

表 2－22 接球动作运动控制测量表

技能	特点		年龄百分数（%）*	
			4 岁	6 岁
站立接球	双臂伸到体前，双手并列，掌心相对。		72	90
	手按球飞来的高低位置移动接球。		8	42
	手和手指放松，稍屈成凹状，朝向球飞来的方向。		26	62
	眼睛盯着球的飞行，直到接住球。		62	88

续表

技能	特点	年龄百分数（%）*	
		4 岁	6 岁
	起初两手同时接球。	34	68
	调节肘和肩关节的位置，适应球飞来的各种变化。	12	48
	手指迅速抓球，手臂弯曲，缓和球的冲击力。	14	56

注：* 指某一年龄段，具备某项技能中某个特点的人数百分比。

表 2 - 23　操作技能评估标准

任务	计分	年龄	百分位数值*			平均数 ±标准差**
			25%	50%	75%	
接球：幼儿站在离施测者 3m 远的地方，接一个直径约 30cm 的球，与胸同高或腰部以下。	10 次测量能接到的次数（次）	4	3.24	4.00	4.76	4.00 ± 1.13
		6	4.32	4.65	4.98	4.65 ± 0.47
挥击：幼儿手拿球拍，向 6.10m 远的墙上击打悬浮在半空中的运动的网球，测量 5 次。	5 次测量的平均球速（m/s）	4	1.48	3.95	6.42	3.95 ± 3.67
		6	4.53	8.01	11.49	8.01 ± 5.15
踢球：幼儿用力向 6.10m 远的墙上踢一个直径约 30cm 的球。	5 次测量的平均球速（m/s）	4	4.15	6.73	9.31	6.73 ± 3.83
		6	7.62	8.84	10.66	8.84 ± 2.25

注：* 指在某一个等级上的值；** 指某项技能的平均水平。

（3）动作干预。

1）练习前，成人做正确的动作示范；练习过程中，成人用指导性语言提示幼儿做动作。

2）练习初期，选择大一点的球，比如皮球；随着幼儿接球动作的熟练，适当选择小球进行练习，如网球、沙包等，训练幼儿用手去接球。

3）练习接球初期，抛球的弧线不要太高，落点尽量靠近身体；随着幼儿接球技能的不断提高，抛球的弧线、落点可以适当调整，但速度应保持平缓。

其他动作技能和操作技能测量

二、婴幼儿精细动作发展水平测量

精细动作主要是指那些由小肌肉或肌群运动而产生的动作，精细动作的发育有利于婴幼儿大脑完成相关联系，促进大脑发育。典型的精细动作技能通常是指与手有关的动作行为，如抓、捏、握等动作。

在婴儿期，促进精细动作发展最主要的行为是婴儿可以成功地伸手接触到一个物体，这代表婴儿已经初步具备了整合外部知觉和自身动作的能力。随着精细动作水平的提高，其手眼协调能力越来越占重要地位，并贯穿于精细动作中。

（一）抓握和伸够动作发展水平测量

新生儿早期的抓握反射是后期各种抓握动作发展的基础。婴儿早期主要依靠触觉信息和视觉信息来判断物体的特征。8个月时，婴儿基本依靠视觉信息来调整抓握动作。

1. 动作特征

婴儿最早出现的抓握动作是全手掌式抓握，即用手掌、拇指和其他手指一起进行抓握动作；6个月左右，抓握动作发展为拇对掌式抓握，即抓握时四指与拇指相对；之后会出现手指钳捏式抓握，即食指和拇指相对。各种抓握模式见图2-19。

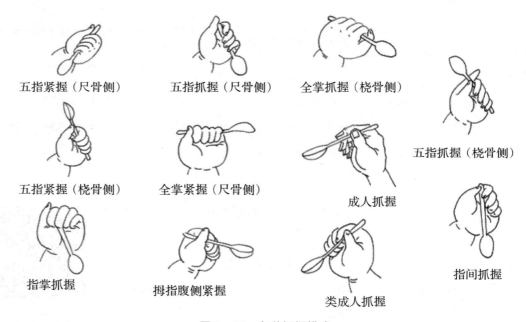

图 2 - 19 各种抓握模式

从新生儿的抓握反射到依据物体形状调整手部动作，婴儿的抓握反射已经变成随意的、具有适应性的动作。在此基础上，各种生活所需的精细动作会逐步发展起来。但是，单独的抓握动作是不能够满足生活所需的，婴儿在抓握物体前，还有一个动作——伸够，即将手准确地移向物体的行为（见表2-24）。

表 2 - 24 婴儿期伸够动作的发展

伸够动作发展阶段	月龄	视觉信息
前伸够阶段	0 ～ 4	由视觉信息引发，动作快，轨迹呈抛物线，没有任何抓握动作，成功接近物体的概率很小。
成功伸够阶段	4 ～ 7	依赖视觉反馈，动作不流畅，动作轨迹呈锯齿状；抓握和伸够不能整合在一起，手臂先运动，接近物体才张开手抓握。
熟练伸够阶段	9	动作更精确，运动轨迹流畅，协调伸够和抓握动作于一体。

1 岁时，婴儿可以成功地伸手够到并抓握视野中的物体，捡起食物并放进嘴里。随后几年，婴幼儿开始使用工具，然后逐渐出现使用多种工具和进行更复杂的动作，精确的手眼协调能力也逐步发展起来。

2. 动作测量

（1）测量方法：主要用观察法和测试法。采用观察法时观察内容应全面而有重点。

（2）测量标准：可选用 0 ～ 6 岁婴幼儿发育行为评估量表、Peabody 运动发育量表或 FMFM 精细运动能力测试量表等。表 2 - 25 选取了 0 ～ 6 岁婴幼儿发育行为评估量表部分标准。

表 2 - 25 婴幼儿抓握动作测量标准

月龄	项目	操作方法	测查通过要求
3	抓花铃棒	婴儿仰卧，将花铃棒放在婴儿手中	握住花铃棒不松手 30s，不借助床面的支撑
	两手搭在一起	婴儿仰卧，观察婴儿双手是否自发搭在一起，或将其两手搭在一起，随即松手，观察婴儿双手状态	婴儿能将双手搭在一起，保持 3 ～ 4s
6	揉纸张	将一张 28g 粉色打字纸放在婴儿手中，使婴儿能抓住纸，观察婴儿反应	用双手反复揉搓纸张 2 次或以上，或将纸撕破
	把弄积木	抱坐，将一块积木放在婴儿能够到的桌面上，观察婴儿反应	婴儿伸出手触碰到积木并抓握住
9	用食指捏小丸	抱坐，将一颗小丸放在桌面上，鼓励婴儿拿取	婴儿会用拇指和食指捏取小丸
	从杯中取出积木	在婴儿注视下将积木放入杯中，鼓励婴儿拿取	婴儿能自行将积木取出，不能倒出

3. 动作干预

（1）触觉练习：1 ～ 2 月时，可用不同质地的物品给婴儿抓握，使其获得触觉经验；

2～3个月后，给婴儿做手指按摩，每天2～3次；4～6个月时，可交替放不同重量和质地的小球到婴儿左右手中。

（2）拍抓练习：婴儿2个月后，在其眼前悬吊一些玩具吸引其动手击打；3个月时，将颜色鲜艳、体积小的玩具放在婴儿面前或吊起来逗引婴儿抓握；4～6个月时，让婴儿双手扶持奶瓶中间部位，成人辅助喂食，随着婴儿掌控能力的提高，逐渐让其独自完成。

（3）双手配合：5个月时，婴儿拿起带柄的玩具后，握住婴儿的手一起做摇的动作，婴儿能够双手摇动玩具后，抓住他的手互相敲打，或示范让他模仿。6个月时，有意识地连续向其一只手递玩具或食物，训练其将手中的东西从一只手换到另一只手。

（4）手指练习：6个月以后，尝试让婴儿用拇指和其余四指对立抓握积木、花铃棒；7～9月时，让婴儿抓握布偶玩具，用食指拨动玩具、按电话键，或将食指伸进直径约2cm的瓶口做抠的动作，用拇指和食指捏取小物体，或将小物体放入瓶子或盒子中再取出等。

（二）使用工具发展水平测量

所谓工具，是指用来协调完成任务的各种器械。在婴幼儿期，主要是与使用餐具进食和书写有关的动作发展。

1. 动作特征

婴儿1岁时能够用手将勺子放到另一只手里或嘴巴里；12～15个月时，大多数婴儿开始尝试自己吃饭，此时最普遍的动作是手掌式抓握，一般在成人帮助下才能完成吃饭；随着练习和经验的增长，婴儿掌握了相关的技巧后，使用勺子会越来越熟练。

在幼儿早期发展中，握持书写工具（蜡笔等）并画出有意义符号的能力是以后书写的基础。最初幼儿用整个手来抓住书写工具，即用四指和拇指将笔完全围住，利用近躯干的关节（如肩关节）来协助控制笔，随着书写能力的进步，肘关节产生必要的动作来带动笔；通过练习，拇指和其余四指的功能区分开，根据不同任务来控制和调节拇指和其余手指。手逐渐靠近笔端，这种熟练的动态控制通常在4～6岁出现，7岁左右能做出正确的三角架式书写握持姿势，可以完成细小、高度协调的手指动作。

3～6岁幼儿小肌肉动作能力在日常生活中主要通过穿脱衣服、使用餐具及生活自理、使用剪刀等活动得到发展。

2. 动作测量

（1）测量方法：主要用观察法和测试法。采用观察法时观察内容应全面而有重点，不宜过于简单或过于复杂。

（2）测量标准：可选用 Peabody 运动发育量表或 FMFM 精细运动能力测试量表，表 2 - 26 选取了 Peabody 运动发育量表部分标准。

表 2 - 26　15 ～ 24 个月婴幼儿精细动作测量标准

月龄	项目	体位和操作说明	评分标准		
			2	1	0
15 ～ 16	握笔	让婴幼儿坐在桌旁，将一支记号笔和一张纸放在婴幼儿手边的桌上，说"画一画"，观察婴幼儿怎样握笔。	拇指、食指靠近笔尖握笔，其余三指环绕握笔。	拇指在上，小指靠近笔尖握笔。	没有握笔。
17 ～ 18	插形状板	在婴幼儿和形状板之间放 3 个形状块，先指形状块，再指板孔说："把形状块放进板孔里。"	将 2 块形状块放进对应的孔里。	将 1 块形状块放进对应的孔里，第 2 块部分放进对应的孔里。	将 1 块形状块放进对应的孔里。
23 ～ 24	模仿画竖线	画两条长约 8cm 的竖线，放笔和纸在桌上，说："像我一样从上到下画一条线。"	画线 5cm 长，偏离竖直方向在 20° 以内。	画线 5cm 长，偏离 21 ～ 45°。	画线不足 5cm，或偏离竖直方向 45° 以上。

3. 动作干预

（1）敲打练习：婴儿 5 个月时具备了基本的抓握能力，可以进行敲打练习，开始成人要手把手地教，之后可以示范逐渐让婴儿慢慢自己掌握。

（2）挖铲沙土：给婴幼儿提供塑料铲子、小桶等工具，成人示范将沙土铲起放入小桶或堆成小山等，让婴幼儿体验挖铲沙土的角度与力量，逐渐由婴幼儿独立完成。注意用干净的沙土，禁止扬沙或扔沙动作，避免出现意外或其他伤害。

（3）剪纸练习：使用钝头塑料剪刀，成人示范正确的姿势，让婴幼儿模仿，先将纸剪成任意形状，再剪成纸条；然后在纸上画直线、曲线、圆形等各种形状，循序渐进练习。

（4）绘画练习：绘画能力要经历涂鸦期、组合期、整合期和绘画期四个阶段。15 ～ 20 个月时，就可以让婴幼儿尝试握笔在纸上涂鸦，主要画类似圆形和重复的直线；然后画基本的几何图形，如螺旋线、圆形等；最后将这些几何图形整合在一起。

（三）手眼协调发展水平测量

手眼协调动作是指手和眼睛的动作能够配合。婴幼儿利用视觉提供物体和手的位置，通过练习和自我调整来控制动作。3个月～2岁是婴幼儿小脑发育的关键期，其手指动作越精巧熟练，就能在大脑皮层建立越多的神经联系，从而促进大脑的发育。

1. 动作特征

4～5个月时，婴儿手眼协调动作开始出现，可以由视觉引导出现伸够动作去抓东西，此时的婴儿两只手不会配合活动，只能进行单侧手或手臂的动作。比如婴儿右手拿一个玩具，此时再给他一个玩具，他会放下右手的玩具再去拿新玩具。一般而言，不对称的双手协调动作在婴儿1岁末开始出现，即在支撑或稳定物体时，一只手负责操作，另一只手比较被动。当优势手确定后，就可以基本掌握不对称双手协调动作。3岁前婴幼儿精细动作的发展表现水平见表2-27。

表 2-27 3 岁前婴幼儿精细动作的发展表现水平

项目	达到月龄百分比			常模年龄（月）	项目	达到月龄百分比			常模年龄（月）
	25%	50%	75%			25%	50%	75%	
握住拨浪鼓一会儿即掉			1.2	1.0	把小球放入瓶中	11.1	11.7	12.5	12.3
玩弄手	2.5	3.2	3.6	2.5	翻书一次一页	21.0	24.2	29.4	28.3
抓住面前的玩具	3.5	4.2	4.8	4.7	穿串珠	22.2	24.2	29.4	28.3
自己抱住奶瓶	3.6	4.4	5.6	5.5	折纸（长方形）	24.8	28.3	31.8	31.1
将奶瓶奶头放入口中	4.6	5.3	5.9	5.8	折纸（正方形）	26.3	30.8	34.9	34.1
在手中传递积木（倒手）	5.3	5.9	6.5	6.4	双手端碗	13.6	16.0	17.4	17.1
拿起面前的玩具	5.2	5.8	6.3	6.2	一手端碗	22.4	24.4	27.7	27.0
拇指和其他手指抓握	6.1	6.5	7.1	6.9	搭桥	21.1	26.5	30.5	28.9
拇指和食指捏小球	8.0	8.5	9.0	8.9	搭火车	23.4	26.0	28.7	28.1
撕纸	6.7	8.3	9.3	9.1	自己洗手	22.4	24.8	28.3	27.6
从瓶中倒出小球	10.7	12.5	13.7	13.4	搭积木 2～4 块	11.5	12.3	13.1	12.9
拾取东西	8.8	9.6	10.3	10.1	搭积木 5～7 块	18.8	19.0	21.1	20.9
拿柄摇拨浪鼓	11.0	12.4	13.3	13.2	搭积木 8～10 块	33.1	……	……	……

注：常模年龄是以 70% 的婴幼儿通过某项目的年龄作为该项目的标准。列出通过该项目 25%、50%、75% 的年龄，仅供参考。

资料来源：陈帼眉. 学前儿童发展与教育评价手册. 北京：北京师范大学出版社，1994：323.

2.动作测量

（1）测量方法。

主要用观察法和测试法。观察内容应全面而有重点，测试可选用 Peabody 运动发育量表、FMFM 精细运动能力测试量表或走迷津法。这里详细介绍走迷津法。

向婴幼儿出示不同的迷津（迷宫）图，婴幼儿在测试人指令语言引导下，在规定时间内找到正确的路线。图 2-20、图 2-21 为横迷津；图 2-22 至图 2-25 为方迷津；图 2-26 为不规则迷津。

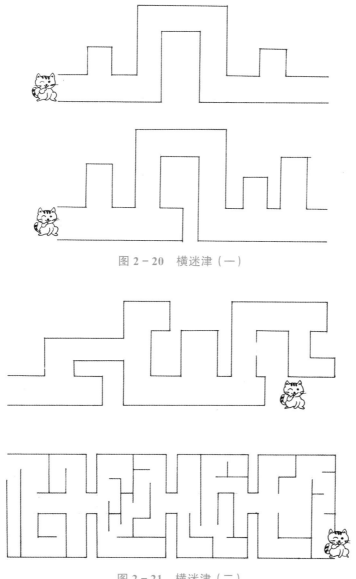

图 2-20　横迷津（一）

图 2-21　横迷津（二）

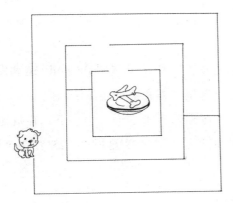

图 2－22　方迷津（一）

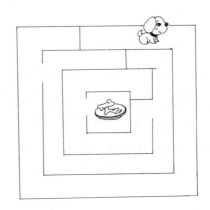

图 2－23　方迷津（二）

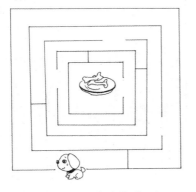

图 2－24　方迷津（三）

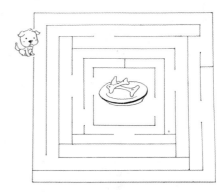

图 2－25　方迷津（四）

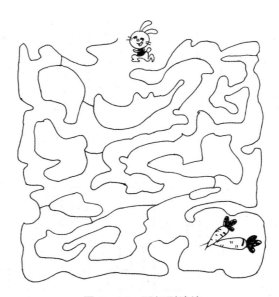

图 2－26　不规则迷津

（2）评分标准。

具体评分标准见表 2-28。

表 2-28　走迷津图评分标准

图	时限（秒）	允许错误数	记分		
			2	1	0
2-20（上）	45	0	在规定时间内完成任务，没有错误。	虽在规定时间内完成任务，但有规定范围内的错误。	完成任务，错误超过规定的数量；规定时间内没有完成任务；穿过墙达到目的；未从规定的起点开始。
2-20（下）	45	0			
2-21（上）	60	1			
2-21（下）	60	1			
2-22	45	1			
2-23	60	2			
2-24	75	3			
2-25	125	3			
2-26	150	4			

3. 动作干预

（1）翻书练习：10 个月左右，把婴儿抱在怀里，打开书找到他认识的小动物，然后把书合上再一页页翻书找到小动物，让婴儿模仿成人动作。12 个月以后，可以教婴儿用拇指和食指捏着书页翻，最好选用硬纸印制的厚页书。

（2）搭积木：11～12 个月时，可以让婴儿练习用积木排火车；13～15 个月时，示范将积木叠放在另一块积木上，让婴儿模仿；15 个月时，婴儿能搭起 4 块积木。

（3）扣纽扣：2.5 岁左右，可让婴儿给布娃娃穿衣服和扣扣子，注意扣子和扣眼都要足够大。

（4）撕纸与折纸：10 个月起，婴儿可以练习左右手的拇指和食指配合撕纸动作。19～21 个月，成人示范讲解折手帕，婴儿尝试练习；24 个月后，可练习对边或对角折叠手帕；31～33 个月，可以练习边角对齐折纸，正方形对折成长方形、再对折成小正方形等。

（5）旋拧和缠绕：15 个月左右，婴儿在成人指导下练习用钥匙开锁，逐渐过渡到独立完成；2 岁后可以用木质螺旋玩具练习拧开和拧紧等动作，利用凳子腿或在一个方形积木上练习缠绕。

三、测量与评估实训

案例：某家庭有一儿一女，女童 3 岁 7 个月，男童 6 个月，据幼儿园老师反映，女童进入幼儿园一学期，集体活动中比较沉默，表现欲望不强烈，不爱交流，无论早操还是室内外游戏，动作始终不协调，穿脱衣服也需要老师帮助完成。家长希望对两名婴幼儿动作的发展情况进行测量，以便对其进行全面评估。

（一）婴幼儿精细动作测量

1. 实训目的

（1）评定婴幼儿精细运动发育水平。

（2）及时发现精细运动发育过程中存在的问题与缺陷。

（3）为确定产生问题与缺陷的原因和环境因素提供客观依据。

2. 实训重难点

不同年龄分期婴幼儿的测量方法；通过练习掌握重点。

3. 计划与实施

实训计划与实施内容见表 2 - 29。

表 2 - 29　实训计划与实施内容

课程名称	婴幼儿健康评估与指导	项目名称	婴幼儿精细动作测量
实训时数	2	实训类型	综合性
实训用物	FMFM 精细运动能力测试量表所需物品（部分）		
教学内容、教学过程和时间分配			

一、讲解本次实训安排（5 分钟）
　　示范→回忆并模拟 *→分组练习→评价总结
二、示教操作步骤，讲解操作重点及注意事项（20 分钟）
　　（一）操作流程
　　（1）核对婴幼儿姓名、性别、年龄。
　　（2）评估婴幼儿一般情况、目前状况、配合程度等。
　　（3）准备：
　　1）个人准备：洗手、戴口罩。
　　2）环境准备：安静整洁，光线充足，温、湿度适宜。
　　3）用物准备：实训用物、清洁布、记录本。
　　4）婴幼儿准备：向家长解释测量目的、操作方法，使婴幼儿和家长配合操作。
　　（二）测量过程
　　1. 视觉追踪
　　（1）摇铃。
　　安静环境中，置婴幼儿于仰卧位，在不让婴幼儿看到摇铃的情况下，将摇铃放在距婴幼儿耳部30cm 的正中处，接着摇动摇铃，观察婴幼儿反应。

续表

（2）左右追踪、垂直追踪。

1）婴幼儿在扶持下坐着，面向桌子，检查者用网球吸引婴幼儿注意，然后边在桌上把网球从婴幼儿右侧滚向其左侧，边说："来，看着球。"

2）婴幼儿在扶持下坐着，面向桌子，检查者将网球置于婴幼儿头部上方 10cm 处吸引其注意，然后说："看着球。"接着将网球放开让其自由落至桌上，观察婴幼儿反应。

2. 上肢关节活动能力

（1）伸手臂。

置婴幼儿于仰卧位，将一摇铃放在距婴幼儿胸上 30cm 的正中处，吸引其注意，说："来拿摇铃。"

（2）抓握摇铃。

检查者坐在桌前抱婴幼儿于膝上，面对桌子，将一摇铃置于桌上距婴幼儿的手 10cm 处，然后说："去拿摇铃。"

（3）双手合握一块小方木。

检查者坐在桌旁，置婴幼儿于膝上，将一方木放在婴幼儿手中，然后说："玩方木。"嘱其双手玩方木。

（4）画线。

婴幼儿面对桌子坐在检查者腿上，或坐在一个安全的地方，检查者示范用笔在纸上画 2 条（长约 8cm）垂直线，将纸和笔放在婴幼儿的手边，让其跟着做。

3. 抓握能力

（1）抓握方木。

检查者在桌前抱婴幼儿于膝上，面对桌子，吸引其注意方木，然后将方木放在距婴幼儿手 10cm 处的桌上，说："拿方木。"观察婴幼儿抓取方木时手指的姿势（用前三指抓方木）。

（2）抓小丸。

检查者抱婴幼儿于膝上坐在桌前，将 2 粒小丸放于桌子上婴幼儿能拿到处，说："去拿小丸。"

（3）抓笔。

婴幼儿面对桌子坐在检查者腿上，或坐在一个安全的地方，检查者将纸和笔放在婴幼儿手边，吸引其注意，然后说："来，画画。"观察婴幼儿抓笔的姿势。

4. 操作能力

（1）移动小木桩。

婴幼儿面对桌子坐在检查者腿上，或坐在一个安全的地方，检查者将一块插有 3 根小木桩的木钉板放在婴幼儿面前，指着小木桩对婴幼儿说："把小木桩拿出来。"

（2）敲击杯子。

婴幼儿面对桌子坐在检查者腿上，或坐在一个安全的地方，检查者示范用手握着杯子吸引其注意，然后在桌上敲击杯子 3 次，接着将杯子放在桌上，说："像我这样敲杯子。"

（3）连接方木。

婴幼儿坐在检查者的腿上，面对桌子，检查者将一块方木放在婴幼儿的左手中，将另一块方木放在靠近婴幼儿右手的地方，说："将那块也拿起来，然后把它们连起来。"必要的时候可以示范。

（4）拧开瓶盖。

婴幼儿面对桌子坐在检查者腿上，或坐在一个安全的地方，检查者在婴幼儿注视下把 2 粒小丸放入瓶中，拧好瓶盖，然后把瓶子给婴幼儿，说："把小丸拿出来。"

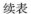

续表

5. 手眼协调 （1）手指戳洞。 　　婴幼儿面对桌子坐在检查者腿上，或坐在一个安全的地方，检查者将一块木钉板放在婴幼儿面前，示范将食指戳入木钉板洞中，然后说："你来戳洞洞。" （2）放形状块。 　　婴幼儿面对桌子坐在检查者腿上，或坐在一个安全的地方，检查者将形板放在婴幼儿面前的桌上，将 3 个形状块放在婴幼儿和形板之间，每个形状块放在应插入位置的下方，先指形状块，再指应插入的地方，说："把形状块放进去。" （3）穿珠子。 　　婴幼儿面对桌子坐在检查者腿上，或坐在一个安全的地方，检查者示范穿 2 粒珠子然后交于婴幼儿，让其照着做。 （4）模仿画垂线。 　　婴幼儿面对桌子坐在检查者腿上，或坐在一个安全的地方，检查者示范用笔在纸上画 2 条（约 5cm 长）垂线，然后把纸和笔放在婴幼儿面前，说："像我这样画竖线。" 三、学生分组练习（60 分钟） 四、总结（5 分钟）	
注意事项	1. 注意安全性和准确性。 2. 检查者声音柔和，操作合理。 3. 根据实际情况，可选择部分内容进行实训练习。

注：* 回忆老师示范的操作步骤并模拟练习。

4. 操作评价

具体评分标准见表 2-30。

表 2-30　婴幼儿精细动作测量评分标准

班级_____　　　　姓名_____　　　　学号_____　　　　成绩_____

项目	总分	技术操作要求	评分等级			得分	备注
			A	B	C		
准备 阶段	22	评估婴幼儿一般情况、配合程度，解释测量目的； 仪表大方、服饰整洁，态度和蔼，洗手、戴口罩； 环境与物品的准备。	6 8 8	4 4 4	2 0 2		
操作 流程 阶段	58	视觉追踪； 上肢关节活动能力； 抓握能力； 操作能力； 手眼协调能力。	8 10 10 15 15	6 8 8 8 8	4 5 5 5 5		

续表

项目	总分	技术操作要求	评分等级			得分	备注
			A	B	C		
结束阶段	20	操作后：准确记录，用物处理恰当，洗手； 动作轻柔、稳重、准确、安全； 关爱婴幼儿，婴幼儿舒适、安静。	8 6 6	4 3 3	2 1 1		

备注：不关心婴幼儿、沟通不畅、损伤婴幼儿，为不及格。

合计	100

主考教师：　　　　　　　　　　　　考核日期：　　年　　月　　日

（二）婴幼儿体质健康测量

1. 实训目的

（1）评价婴幼儿体质健康情况。

（2）熟悉体质健康测量的目的和要求。

（3）掌握体质健康测量的方法。

2. 实训重难点

不同年龄分期婴幼儿需分不同组别；通过示范、示范、练习掌握重点。

3. 计划与实施

实训计划与实施内容见表2-31。

表 2-31　实训计划与实施内容

课程名称	婴幼儿健康评估与指导	项目名称	婴幼儿体质健康测量
实训时数	2	实训类型	综合性
实训用物	秒表、木箱、软尺、网球、软方包、婴幼儿坐位体前屈测试仪、婴幼儿平衡木和平台等。		
教学内容、教学过程和时间分配			

一、讲解本次实训安排（5分钟）
　　示范→回忆并模拟→分组练习→评价总结
二、示教操作步骤，讲解操作重点及注意事项（20分钟）
　　（一）操作流程
　　（1）核对婴幼儿姓名、性别、年龄。
　　（2）评估婴幼儿一般情况、目前状况、配合程度等。
　　（3）准备：

续表

1）环境准备：场地平整，光线柔和，温、湿度适宜。

2）用物准备：实训用物、记录本。

3）婴幼儿准备：向家长解释测量目的、操作方法，使婴幼儿和家长配合操作。

（二）测量过程

1. 身高、体重（略）

2. 10m 折返跑

（1）在平坦的地面上画出长 10m、宽 1.22m 的直线跑道若干条，在每条跑道折返线处设一手触物体（如木箱），在跑道起终点线外 3m 处画一条目标线。

（2）测试时，受试者至少 2 人一组，以站立式起跑姿势站在起跑线后（脚不得踩线），听到起跑信号后，立即起跑，测试员开表计时。

（3）受试者跑到折返处，用手触摸物体后，转身跑向目标线，中途不许串道。

（4）当胸部到达起终点线的垂直面时，测试员停表。

（5）记录以秒为单位，四舍五入保留小数点后一位，如 10.11 秒记录为 10.1 秒。

3. 立定跳远

（1）距沙坑边缘 20cm 处设起跳线。

（2）测试时，受试者双脚自然分开，站立在起跳线后，脚不得踩线。

（3）摆动双臂，双脚蹬地尽力向前跳，测量起跳线与最近脚跟之间的直线距离。

（4）测试 2 次，取最好成绩。

（5）记录以厘米为单位，不计小数。

4. 网球掷远

（1）长 20m、宽 6m 的平坦地面一块，设一侧端线为投掷线，每隔 0.5m 画一条横线。

（2）测试时，受试者身体面向投掷方向，两脚前后分开，站在投掷线后。

（3）单手持球从肩上尽力向前掷出。球出手后，后脚可以向前迈出一步，但不能踩线或越线。

（4）如果球的着地点在横线上，则记录该线所标示的数值；如果球的着地点在两条横线之间，则记录靠近投掷线的横线所标示的数值。

（5）如果球的着地点超过 20m 长的测试场地，可用卷尺丈量；如果球的着地点超出场地的宽度，则重新投掷。

（6）测试 2 次，取最好成绩。

（7）记录以米为单位。

5. 双脚连续跳

（1）在平坦地面上每隔 0.5m 横置一块软方包（长 10cm、宽 5cm、高 5cm），共放置 10 块，在距离第一块软方包 20cm 处设立起跳线。

（2）测试时，受试者两脚并拢，站在起跳线后，当听到开始口令后，双脚同时起跳。

（3）双脚一次跳过一块软方包，连续跳过 10 块。

（4）当受试者跳过第 10 块软方包双脚落地时，测试员停表。

（5）测试 2 次，取最好成绩。

（6）记录以秒为单位，四舍五入保留小数点后一位，如 10.11 秒记录为 10.1 秒。

6. 坐位体前屈

（1）受试者坐在垫上，双腿伸直，全脚掌蹬在测试仪平板上。

续表

（2）受试者双臂并拢平伸，上体匀速逐渐前屈，用两手指尖推动游标平滑前移，直至不能继续前伸为止。

（3）测试 2 次，取最好成绩。

（4）记录成绩。

7. 走平衡木

（1）平衡木的两端外各加一块长 20cm、宽 20cm、高 30cm 的平台。

（2）测试时，受试者站在平台上，面向平衡木。

（3）当听到开始口令后，受试者从平衡木一端两脚交替前进，双臂侧平举，保持身体平衡。

（4）受试者任意一个脚后跟超过终点线时，测试员停表。

（5）测试 2 次，取最好成绩。

（6）记录成绩。

三、学生分组练习（60 分钟）

四、总结（5 分钟）

注意事项	1. 测试时应穿运动服、运动鞋。 2. 坐位体前屈不得有突然前振的动作；两腿不能弯曲。 3. 不能走平衡木的婴幼儿可以横向站立挪动脚步前进；如中途落地，可补测一次。

4. 操作评价

具体评分标准见表 2 - 32。

表 2 - 32　幼儿体质健康测量评分标准

班级_____　　姓名_____　　学号_____　　　成绩_____

项目	总分	技术操作要求	评分等级			得分	备注
			A	B	C		
准备阶段	22	评估婴幼儿一般情况、配合程度，解释测量目的； 仪表大方、服饰整洁，态度和蔼，洗手、戴口罩； 环境与物品的准备。	6 8 8	4 4 4	2 0 2		
操作流程阶段	60	10m 折返跑； 立定跳远； 网球掷远； 双脚连续跳； 坐位体前屈； 走平衡木。	10 10 10 10 10 10	8 8 8 8 8 8	5 5 5 5 5 5		
结束阶段	18	操作后：准确记录，用物处理恰当，洗手； 动作轻柔、稳重、准确、安全； 关爱婴幼儿，婴幼儿舒适、安静。	6 6 6	4 3 3	2 1 1		
备注：不关心婴幼儿、沟通不畅、损伤婴幼儿，为不及格。							
合计		100					

主考教师：　　　　　　　　　　　　考核日期：　　　年　　　月　　　日

托育视界 ▶

《第五次国民体质监测公报》中关于幼儿体质的相关数据

1. 幼儿体质基本特征

除体脂率和坐位体前屈外，幼儿各项体质指标平均水平均随年龄增长而提高，呈现生长发育的主要特征。

身体形态，与3岁组相比，6岁组男性、女性幼儿身高平均值分别高17.7厘米和17.6厘米。除体脂率外，男性幼儿各指标平均值均大于女性幼儿。城镇幼儿各指标平均值均大于乡村幼儿。

身体素质，幼儿灵敏、协调和平衡素质在5岁前快速发育趋势比较明显。除柔韧和平衡素质外，男性幼儿其他各指标均优于女性幼儿。城镇幼儿下肢爆发力、灵敏性指标好于乡村幼儿，而乡村幼儿柔韧、平衡素质好于城镇幼儿，城乡幼儿握力水平基本一致。

2. 幼儿体质变化情况

与2014年监测相比，2020年幼儿的身高、坐高、体重、胸围、走平衡木平均水平有所提升，男性幼儿变化幅度在0.1%～11.8%，女性幼儿变化幅度在0.2%～14.2%；双脚连续跳、坐位体前屈、立定跳远平均水平有所下降，男性幼儿变化幅度在1.3%～6.6%，女性幼儿变化幅度在1.6%～5.3%。

国家卫健委《健康儿童行动提升计划（2021—2025年)》中强调加强儿童运动指导，普及学龄前儿童每日不同强度的运动时间不少于180分钟，中等强度及以上的运动时间不少于60分钟等科普知识，加强儿童营养喂养咨询、运动指导科学专业队伍建设，提高营养喂养咨询和运动指导能力。

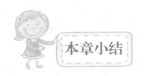

本章小结

婴幼儿身体形态与动作发展健康水平测量与评估	
必备知识	**操作技能**
1. 婴幼儿健康状态测量的基本程序与主要方法； 2. 婴幼儿各类身体形态与动作发展健康水平的测量方法、测量工具和评估标准。	1. 婴幼儿体重、身高、头围、胸围发展水平的测量与评估方法； 2. 婴幼儿大肌肉动作、位移技能、操作技能、精细动作发展水平的测量与评估方法。

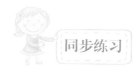

一、名词解释

婴幼儿身体形态指标　离差评价法　婴幼儿精细动作　操作技能发展

二、简答题

1. 简述婴幼儿健康状态测量的基本程序。

2. 简述如何测量与评估婴儿期的动作发展水平。

3. 简述如何测量与评估幼儿的跑步动作技能发展水平。

4. 简述如何测量与评估婴幼儿精细动作发展水平。

5. 简述如何干预纠正幼儿接球动作技能发展问题。

三、分析讨论

1. 论述离差评价法、身体指数评价法、三项指标综合评价法应用于婴幼儿身体形态健康水平评估的优缺点。

2. 如何综合测量与评估婴幼儿体质健康发展水平？

四、拓展学习与实践

1. 分组合作完成婴幼儿身体形态健康水平自选专项的测量与评估，并撰写一份1 000字的测评报告。

2. 分组合作完成婴幼儿动作发展健康水平自选专项的测量与评估，并撰写一份1 000字的测评报告。

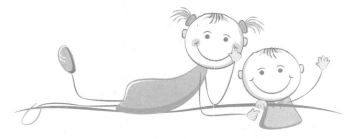

第三章 婴幼儿心理与多元智能发展
健康水平测量与评估

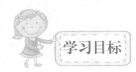

学习目标

1. 掌握婴幼儿心理发展健康水平测量与评估的基本标准、操作程序与常用方法；
2. 掌握婴幼儿多元智能发展健康水平测量与评估的基本标准、操作程序与常用方法；
3. 理论与实践相结合，培养对婴幼儿健康行为异常等的重点观察能力。

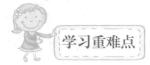

学习重难点

1. 婴幼儿心理发展健康水平测量与评估的基本标准；
2. 婴幼儿多元智能发展健康水平测量与评估的基本标准。

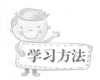

学习方法

自主学习、集体讨论、实操练习。

教学建议

> 1. 指导学生通过实训掌握婴幼儿心理发展健康水平测量与评估的基本技能；
> 2. 指导学生通过实训掌握婴幼儿多元智能发展健康水平测量与评估的基本技能。

第一节　婴幼儿心理发展健康水平测量与评估

　　0～6岁不仅是婴幼儿身体发育最迅速的时期，而且是心理发展和个性形成的转折期和关键期，必须把保护婴幼儿的生命和促进婴幼儿的健康放在工作的首位，树立正确的健康观念，在重视其身体健康的同时，高度重视婴幼儿的心理健康。

一、婴幼儿心理发展健康水平的基本测量指标

（一）婴幼儿心理健康概述

　　目前心理学家对婴幼儿心理健康这一概念尚未提出统一的划分标准，但国内外相关资料显示，婴幼儿心理健康主要包括以下几个方面[1]：

影响婴幼儿心理
健康的因素

1. 正常的智力水平

　　与正常的生理发展，特别是与大脑的正常发育相协调的各种能力发展正常，表现出与其年龄段相符合的行为和能力。

2. 情绪及情感合理自控

　　能够对不同的外界刺激做出相应的情绪反应和身体行为，且其行为和反应具有一定的控制性和稳定性。

3. 基本的自立与独立

　　具备基础的意志表达，包括对某事物或爱好有持久的坚持力、对任务具有较强的自我控制力。

4. 思想和行为协调一致

　　心理健康的人的思想和行为是协调一致的，做事有条不紊、条理清楚。婴幼儿具有

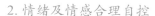

① 赵小乐. 幼儿心理状况的调查研究. 考试周刊（幼教天地），2016（28）：188.

注意不稳定、做事的坚持性差等年龄特点，这是正常表现。

5.良好的人际关系

良好的人际关系是评判心理健康的一项基础，婴幼儿时期正好是交往能力培养的关键期，要探究婴幼儿与父母、托幼机构老师及同伴的关系。

6.反应适度

人对刺激的反应存在个体差异，有的人反应敏捷，有的人反应迟缓，这种差异在一定限度内是正常的。

（二）婴幼儿心理发展的常见问题行为

1.睡眠障碍

婴幼儿的睡眠障碍分为睡眠失调和睡眠异常。睡眠失调是指入睡或维持睡眠方面的障碍，如睡眠时间太短或太长、难以入睡、醒后精神不振。睡眠异常是指睡眠时出现行为或生理方面的异常现象，如梦游、梦魇、梦惊。睡眠失调是婴幼儿期常见的睡眠障碍，会随着年龄的增长自行好转，但需要父母根据孩子的生理特点进行合理的睡眠安排，如给予睡前的关心，而不是匆忙离去。

2.情绪障碍

（1）焦虑症。

婴幼儿的焦虑主要表现为分离性焦虑、恐惧性焦虑、社交性焦虑和广泛性焦虑等。分离性焦虑多发生于6岁前，是指婴幼儿与依恋对象分离或将要分离时产生的过度焦虑，他们拒绝与父母分开，从而表现出焦躁、哭泣、尖叫或自称生病等。

（2）恐惧症。

婴幼儿的恐惧一方面表现为对某些具体事物的恐惧，如怕动物、怕水、怕陌生人；另一方面表现为对某些抽象概念的恐惧，如怕丢、怕死、怕被拐骗。恐惧时表现为惊慌、惊叫、回避等情绪反应，伴有发抖、呼吸加快、面色苍白、肢体瘫软甚至一时性大小便失禁等生理反应。少数幼儿恐惧程度较严重，到了一定年龄仍难以消退以致干扰其正常行为，造成社会适应困难，有的还会引起严重恐惧，甚至形成恐惧症。

（3）暴怒发作。

暴怒发作是指婴幼儿在个人要求或欲望没有得到满足或受到挫折时，出现哭闹、尖叫、在地上打滚，甚至用头撞墙壁、撕扯自己的头发或衣服等发泄不愉快情绪的过火行为。上述行为出现时，成人往往无法劝阻，只有当他们的要求得到满足或情绪稳定后才能停止。

（4）屏气发作。

屏气发作又称呼吸暂停症，是指婴幼儿在遇到发怒、惊恐或不如意的事时，突然出现急剧的情绪爆发，在哭闹以后发生呼吸暂停的现象。轻者呼吸暂停 0.5 ～ 1 分钟，嘴唇青紫，面色发白；重者呼吸暂停 2 ～ 3 分钟，全身僵直，意识丧失，出现抽搐，随后肌肉松弛，恢复原状。这一行为表现在 2 岁以前比较多见，3 ～ 4 岁以后较少发生，6 岁以后则十分罕见。

3. 品行障碍

品行障碍在幼儿期较为常见，且男孩多于女孩。主要表现为攻击性行为、说谎、偷窃、残害小动物、破坏公物等。诱因除生物因素外，与家庭、社会、托幼机构的教育密不可分。幼儿的攻击性行为表现为受到挫折时，采取打、咬、抓、踢和抢、扔东西等方式引起同伴或成人与他的对立和斗争。幼儿的说谎分为无意说谎和有意说谎。无意说谎是指幼儿由于认知发展水平低而产生的想象与现实不符的情况，并不是有意编造出来的，随着年龄的增长，无意说谎会逐渐减少。有意说谎是指经常故意编造谎话，需要引起重视，否则久而久之就会成为一种习惯，从而构成严重的品行问题。

4. 正常心理机能发展迟缓

（1）口吃。

口吃是一种常见的语言节律障碍，是指在说话时字音或字句有不正常的停顿或重复表现。患口吃的婴幼儿大多自卑、羞怯、退缩、孤独不合群。一般 2 ～ 3 岁口吃开始发生，3 ～ 4 岁是口吃的常见期。婴幼儿的口吃更多是心理原因所致，如说话时过于急躁、激动、紧张；有的来自模仿。婴幼儿的好奇心和好模仿的心理特点，使他们觉得口吃"好玩"，于是加以模仿，不自觉地就形成了习惯。解除紧张是矫正口吃的重要方法，同时注意建立良好的语言环境。

（2）多动症。

多动症是最常见的幼儿心理行为疾病，一般在 6 岁前起病，7 岁前表现出来，6 ～ 10 岁为发病的高峰期。男孩多于女孩，发病率在 20% 以上。其主要症状为：注意缺陷、多动、冲动，表现为活动过多、注意力不集中、冲动、任性、学习困难等。特别要注意的是，对幼儿的多动障碍，应和好奇心强、活跃、粗心、急躁的个性特点与行为习惯严格区分开来，不能轻易冠以幼儿"多动症"这一标签。因此，在诊断时，必须对幼儿进行全面评估，包括成长发展史、父母和教师的报告、行为观察与量表检测。

5. 儿童孤独症

儿童孤独症是一类以社会交往障碍、语言交流障碍、兴趣狭隘和重复刻板行为为特征的疾病，多见于男孩。

（1）社会交往障碍。

表现为喜欢独处，不愿与他人建立联系，有些在婴儿期就有显现，如不喜欢别人抱，在别人抱起时便会哭闹，对人态度冷淡，缺乏情感联系，即使是对父母也毫不依恋。自己随心所欲，旁若无人，对周围的事漠不关心，常常说出或做出一些不合情理的事情。

（2）语言交流障碍。

表现为言语很少，常常默默不语，只发出简单重复的声音，不能主动与人交谈，对别人的呼唤也不做任何应答，情况严重的甚至没有言语，不会理解和运用面部表情、动作、姿态等与人交往。

（3）兴趣狭隘和重复刻板行为。

表现为兴趣受限，常在较长时间里专注于某种或几种游戏或活动，往往对一般儿童不喜欢的玩具和物品非常感兴趣。他们会坚持某些常规或仪式性的动作，拒绝改变重复刻板的动作或姿势，否则会出现明显的烦躁和不安，伴有感知障碍、认知障碍、癫痫等表现。

二、婴幼儿心理发展健康水平的测量方法和工具

（一）常用方法

1.观察法

观察法是在自然状态下，观察者通过感官或仪器，在一定时间内有目的、有计划、有步骤地考察并收集、记录与幼儿相关的资料，并加以客观解释，以了解幼儿的心理发展状况。观察法是研究幼儿心理发展的最基本、最普遍的方法，根据不同标准分为不同类型（见表3-1）。

表 3-1　观察法的类型

标准	类型
观察时间	长期观察/定期观察
观察范围（内容）	全面观察/重点观察
观察方式	直接观察/间接观察
观察过程的控制程度	结构性观察/非结构性观察

2. 调查法

（1）口头调查法。

口头调查法即访谈法，是通过与婴幼儿或其父母、抚养人和教师的口头交谈，了解和收集有关他们心理发展和行为表现的资料的一种方法。与观察法相比，访谈法可以获得更深入、更有针对性的资料，大体可分为以下几类：

1）选择答案的谈话：预先拟定好具体的选择题，让被谈话者来选择。

2）自由回答谈话：围绕一个或几个问题让被谈话者进行回答，直到了解问题为止。

3）没有具体问题的谈话。对婴幼儿的意志、动机、信仰、感情、态度等内在情况进行了解，没有具体问题，但有预定的谈话范围。

（2）问卷调查法。

即书面调查，不受空间限制，可以在较短的时间内获得更多的资料。一般婴幼儿没有语言文字能力，问卷往往由婴幼儿的父母或老师来完成。问卷形式一般包括以下几类：

1）结构式或封闭型问卷：提出问题，并提供可以选择的答案，由被试者从中选取一项或几项作为自己的回答。题型包括：是否型、选择型和判断型。

2）非结构式或开放型问卷：只给出问题，不提供答案，让被试者自由填写。由于回答的标准化程度低，后期的整理和分析会比较困难。

3）综合型问卷：综合了结构式问卷和非结构式问卷的优点，题型一般以封闭型为主，可根据具体情况适当加入开放性问题。

3. 测验法

测验法即量表法，指采用标准化的量表，按照规定的程序测量婴幼儿的行为表现，并将获得的数据与常模相比较，既可用于测查婴幼儿心理发展的个别差异，也可用于了解不同年龄阶段婴幼儿的心理发展水平的差异。婴幼儿心理或行为测验的量表通常包括3类测试对象：婴幼儿本人、家长或其他监护人、托幼机构老师，即采用间接或直接两种方式。在心理学中，测验法常用于测量智力和个性特征。

（二）常用工具

1. 筛查量表

筛查主要针对正常婴幼儿、高危婴幼儿或可能存在问题的婴幼儿，只提供对婴幼儿的粗略评价，发现婴幼儿是否存在心理障碍和行为问题，而不能做结论性的诊断。

（1）早期筛查量表（Early Screening Inventory，简称 ESI）。

由梅锡尔斯（S.J.Meisels）等人编制，是一种对 3 ～ 6 岁幼儿的发展状况进行个别检查的工具。测查以后，对可能有发展障碍的幼儿还需用其他测查工具做进一步的诊断性评价，以此来确定这些幼儿是否需要进行特殊的教育和矫正。ESI 的测验内容包括以下三方面：

1）视觉 – 动作 / 适应测验：包括看图片、画线条、视觉顺序记忆和搭积木等。主要测查幼儿对精细动作的控制、手与眼的协调、记忆力、画二维视觉图形和复制三维视觉形状的能力。

2）语言和认知能力测验：主要测查幼儿的言语理解、发音和口头表述、口头推理、数概念的掌握以及听觉顺序记忆的能力。

3）粗动作 / 身体意识测验：主要测查幼儿身体平衡、大动作协调和借助视觉线索来模仿身体各部分位置变化的能力。

上述内容均是为测查幼儿在某一特殊方面的能力而设计的，因此测查时不能只测其中的一个或几个项目，否则就会忽略那些在某一方面有问题的幼儿。测查部分完成后必须由家长完成家长问卷，以对幼儿的测查结果做进一步客观、深入的评估。

（2）丹佛发育筛查测验（Denver Development Screen Test，简称 DDST）。

由美国丹佛学者弗兰肯堡（W.K.Frankenburg）与多兹（J.B.Dodds）编制，是目前美国托儿所、医疗保健机构对婴幼儿进行检查的常规测验。检查对象为 0 ～ 6 岁的婴幼儿，一次检查时间不超过 30 分钟。如测验数据不达标，便认为该婴幼儿可能有问题，应进一步进行其他的诊断性检查。测验内容共 105 个项目，分为 4 组，以每个项目人数的 25%、50%、75%、90% 作为标准，将测验数据与常模进行比较，以了解被测婴幼儿的发育水平。

1）个人 – 社交能区：这些项目表明婴幼儿对周围人的应答能力和料理自己生活的能力。

2）精细动作 – 适应性能区：这些项目表明婴幼儿看的能力、用手取物和画图的能力。

3）语言能区：这些项目表明婴幼儿听、理解和运用语言的能力。

4）大运动能区：这些项目表明婴幼儿坐、步行和跳跃的能力。

（3）绘人测验（Draw a Person Test，简称 DAPT）。

绘人测验又称画人测验，是一种能引起幼儿兴趣的简便易行的智能测验方法。1885 年，库克（E.Cooke）首先描述了幼儿画人的年龄特点。1926 年，古德纳夫（F.L.Goodenough）最早研究幼儿绘画投射出来的智力水平，并且对绘画进行量化研究，成为绘人测验的创始人。

绘人测验一般适用于 4 ～ 12 岁具有一定绘画技能的儿童，最好在 10 ～ 20 分钟内完成。测验的工具特别简单，不需要复杂的指导语，人为干涉因素少，只要求儿童画一个人像，测试过程中气氛轻松，能引起儿童兴趣，不易产生疲劳。通过儿童所绘的人的完整性、比例的协调性，以及在绘画过程中表现出的注意力、记忆力、观察力、想象力、空间知觉、方位知觉等，测评儿童的智力发展水平。

2. 诊断评估量表

针对筛查结果，对怀疑有问题的幼儿、需要进行疾病诊断的幼儿以及需要干预的幼儿进行进一步详细的检查。

（1）韦克斯勒学前儿童智力量表（Wechsler Preschool and Primary Scale of Intelligence，简称 WPPSI）。

由美国心理学家韦克斯勒编制，适用于 4～6.5 岁幼儿的智力测量，是国际上公认的比较好的智力测验工具。该量表是韦克斯勒学龄儿童智力量表（WISC）的延伸，后经中国心理学工作者修订，可用于对中国儿童进行智力测验。

WPPSI 的内容分为言语量表和操作量表两类。言语部分设常识、词汇、算术、类同、理解 5 个分测验和 1 个背诵语句的补充测验，在 6 个分测验中又各设分题，共 119 项组成言语量表。操作部分有动物房、图画补缺、迷津、几何图形、积木图案 5 个分测验，其下也设有分题，共 54 项组成操作量表。

该量表采用离差智商的评分方法，把测验所得的原始分按常模换算成量表分，由量表分再换算成智商，以智商高低评估被测幼儿的智力水平，并评判幼儿是否有智力发展方面的问题和障碍。

（2）麦卡锡儿童智能量表（McCarthy Scale of Children's Abilities，简称 MSCA）。

由美国儿童发展心理学家麦卡锡（D. McCarthy）于 1972 年编制，是专门为 2.5～8.5 岁儿童设计的诊断测量表，主要测量儿童的言语、知觉－操作、数量、记忆和动作等能力，以对儿童的心理发展进行综合测评（见表 3－2）。

表 3－2 麦卡锡儿童智能量表各分量表的组成

分量表	分测验	主要测查能力
言语分量表	图画记忆、词语知识、词语记忆、词语流畅性、反义词类推。	测查言语表达、词语概念及词语理解能力。
知觉－操作分量表	积木、拼图、连续敲击、分辨左右方向、图形临摹、画人、概括归类。	测查知觉、操作和非言语概括、推理能力。
数量分量表	数的问题、数字记忆、数的区分。	测查数的概念和对量词的理解。
记忆分量表	图画记忆、连续敲击、词语记忆、数字记忆。	测查短时记忆力。

续表

分量表	分测验	主要测查能力
动作分量表	腿的动作、手臂动作、动作模仿、图形临摹、画人。	测查精细动作的整体协调性。

（3）艾森博克儿童行为量表（Achenbach Child Behavior Check List，简称 CBCL）。

由艾森博克（Achenbach）编制，1970 年首先在美国使用，主要用于筛查儿童社会适应方面的行为问题。该量表适用于 4 ～ 16 岁的少年儿童，分为家长版、教师版和年长儿童（智龄 10 岁以上）自评版。其中家长版使用经验最多，这里主要介绍家长版用表。CBCL 主要分为三部分：

第一部分为一般项目，只作背景资料，不计分。

第二部分为社交能力，包括七大类：参加体育运动的情况、课余爱好、参加集体活动的情况、课余劳动、交友情况、与家人及其他儿童相处的情况、在校学习的情况。得分越高，说明社会适应越好，低于 20 分者为可疑对象。

第三部分为行为问题，包括 113 条，被归纳为以下因子：内向、外向、分裂样、多动、抑郁、不合群、强迫、躯体主诉、社会退缩、违纪、攻击。只要存在相应的行为问题，即计 1 分，否则计 0 分，最后计算各因子得分。

（4）康纳斯儿童行为问卷（简称康氏量表）。

康氏量表应用至今，是筛查儿童行为问题（特别是多动症）用得最为广泛的量表。本量表适用范围为 3 ～ 16 岁的少年儿童。主要有三种问卷：父母问卷、教师问卷、父母教师共同问卷。父母问卷原有 93 个条目（1970 年），1978 年修订为 48 条，采用四级评分法（0、1、2、3）。这 48 条可归纳为六个因子：品行问题、学习问题、心身障碍、冲动 – 多动、焦虑、多动指数。教师问卷应用比较广泛，修订后为 28 个条目，也采用四级记分法，可归纳为四个因子：品行问题、多动、不注意 – 被动、多动指数，包括了少年儿童在学校中常见的行为问题。

三、婴幼儿心理发展健康水平的基本测量标准

婴幼儿期是人生发展的初期，心理发展各个方面都还处在初步形成阶段，判断其心理是否健康，关键是看他能否达到大多数婴幼儿相应年龄段所具有的心理发展水平。

（一）认知发展

1. 婴幼儿的感知觉

感知觉是感觉和知觉的统称，是人类认识世界的开端，是婴幼儿心理发展过程中最

早出现的认知过程，为认知过程的进一步发展奠定了基础（见表 3 - 3）。

表 3 - 3 婴幼儿感知觉发展的年龄特征

类别		0～3岁	3～4岁	4～5岁	5～6岁
视觉	视觉集中	出生后2周内，双眼协调能力弱，很难将两眼集中在一个物体上，表现为一只眼睛偏左、一只眼睛偏右，或者两眼对合在一起；3周时可以将视线集中在物体上，能对1～1.5m处的物体注视5秒；2个月时双眼可以看同一个物体，能够追随在水平方向上移动的物体；3个月时能追随物体做圆周运动，能对4～7m处的物体注视7～10分钟；4～6个月已经可以较准确地定位物体；8个月时集中和追随能力达到成人水平。			
	视敏度	0～3个月看物体的清晰度很低，看较近的物体也很模糊，看不见较远的物体，新生儿的视敏度只有成人的十分之一，最佳视距在20cm左右。2岁接近正常成人水平并渐趋稳定，整个幼儿期视力不断增长。			
	颜色视觉	从3～4个月起能区分彩色和非彩色，对颜色比较鲜亮的物体有偏好；3个月后已经能辨别颜色；4～5个月后颜色视觉的基本功能已接近成人水平①，按照颜色识别—颜色指认—颜色命名的顺序发展。	初步辨认红、黄、绿、蓝等基本色。但在辨认混合色与近似色时，如橙与紫、橙与黄、蓝与天蓝等，往往出现困难，难以完全正确地说出颜色的名称。	能区分基本色与一些近似色，如红与粉红，能够说出基本颜色的名称。	能认识颜色，画图时还能运用各色颜料调出需要的颜色，能正确说出黑、白、红、蓝、绿、黄、棕、灰、粉红、紫、橙等颜色名称。
听觉	听觉定位	新生儿已经表现出原始的定位能力，能把耳朵正确地转向声源方向。2～3个月时这一能力消失，4～5个月时又再次出现，一般6个月时听觉定位能力才能达到视觉定位能力的同等水平，表现出U形发展过程②。			
	语音感知	0～6个月时对声音有了初步辨识能力；7个月～1岁时，可以分辨不同的声音，尤其是妈妈的声音；1～1.5岁时可以按照成人的指令做动作，听到音乐时能跟着节拍舞动身体。	不能分辨语言的微小差别，如分不清"s"和"sh"、"k"和"h"。	可以辨别语言的微小差别。	几乎可以毫无困难地辨别本民族的所有语音。

---

① 李红. 幼儿心理学. 北京：人民教育出版社，2007.
② 王振宇. 学前儿童发展心理学. 北京：人民教育出版社，2004.

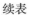

续表

类别		0～3岁	3～4岁	4～5岁	5～6岁
空间知觉	形状知觉	在3个月时能够分辨简单的形状。	能正确辨别圆形、正方形、三角形和长方形。	能辨别各种基本几何图形，学会简单的形状拼接，如能把两个半圆拼成一个圆形。	能辨别更多的形状，如梯形、菱形、椭圆形等；能正确辨认球体、正方体和长方体等立体图形。
	方位知觉	1岁左右出现了方位感，对方位知觉的掌握先于方位词，知道东西在哪儿。	3岁时能辨别上下方位，4岁时能辨别前后方位。	5岁时能以自身为中心辨别左右方位。	6岁时能完全正确地辨别上、下、前、后、左、右等方位。
	距离知觉	2.5个月时有了初步的距离知觉，5个月以后能鉴别在不同距离上的物体是否能够得着，能准确够到物体。2个月时已出现了深度知觉，6个月时具有深度知觉并害怕坠落。	只对熟悉的物体或场地可以区分远近，对于比较遥远的空间距离则不能正确认识；不懂得"近物大，远物小""近物清晰，远物模糊"等感知距离的视觉信号。如画出的物体远近大小不分，还不善于把现实物体的距离、位置、大小等空间特性在图画中正确表现出来，不能正确判断图画中人物的远近位置。		
	时间知觉	3岁之前主要依靠生理上的变化体验时间，如到了吃奶时间会哭闹。	已有一些初步的时间概念，但往往和自身具体的生活活动相联系。	可以正确理解"昨天""今天""明天"，也能运用"早晨""晚上"等词，但对较远的时间，如"前天""后天"等还不能理解。	开始能辨别"大前天""前天""后天""大后天"，能分清上午、下午，知道今天是星期几，知道春、夏、秋、冬四季，并能学会看钟表等。对于更短或更远的时间观念难以分清，如"从前""马上"等。

2. 婴幼儿的注意

（1）0～3岁婴幼儿的注意。

新生儿已经有了注意，表现为先天的定向反射。1个月内的新生儿对物体的注意时间为十几秒，1～3个月婴儿随着觉醒时间的延长，"听觉注意力"和"视觉注意力"明显发展。3个月以后表现出一定的注意偏好，如对感兴趣和越复杂的物体，注视时间越长。1岁前注意的时间很短，注意的事物不多。2岁以后注意的时间逐渐延长，注意的范围越来越广。3岁前基本都属于无意注意，这一阶段也是由无意注意向有意注意发展的关键期。

（2）3～6岁婴幼儿的注意。

进入幼儿期，幼儿仍以无意注意为主，有意注意逐渐发展。与3岁前相比，与幼儿兴趣和需要密切相关的刺激物成为引起无意注意的原因。幼儿注意的整体水平较低，呈现出随着年龄的增长不断提高的趋势。幼儿注意品质主要表现在以下四个方面：

1）注意的广度。幼儿注意的广度比较狭窄，同一时间内能清楚把握对象的数量较少，在0.1秒的时间内一般幼儿最多只能把握2～3个相互间无联系的对象。随着年龄和知识经验的增长以及生活实践的锻炼，幼儿注意的广度会逐渐扩大。

2）注意的稳定性。幼儿注意的稳定性较差，难以持久地、稳定地进行有意注意。在良好的教育环境下，3～4岁幼儿的有意注意只能保持3～5分钟，4～5岁幼儿可保持10分钟，5～6岁幼儿能保持15分钟左右。在注意的过程中，幼儿特别容易产生注意分散，即"分心"现象，对于生动有趣的对象可以较长时间地注意，但对枯燥乏味的对象则难以维持注意。随着幼儿年龄的增长，其注意的稳定性逐渐提高。

3）注意的分配。幼儿注意分配的能力较弱且年龄越小越突出，3岁时幼儿的注意力一般只能集中在一件事情上，很难分配到两种或两种以上的事情上，如站队时顾了前后顾不了左右、表演时顾了动作忘了歌词。5～6岁时，幼儿基本可以实现注意的分配。如做操时，他们既可以注意到自己的动作，又可以兼顾自己所站的队形是否整齐。

4）注意的转移。幼儿注意的转移比较困难，不善于随着活动任务的变化而灵活转移自己的注意力。这与前后两种活动任务的性质以及幼儿的兴趣相关，安排活动时两种活动之间最好有一定的时间间隔，把幼儿更感兴趣、强度较大的安排在后面，从而提高幼儿注意转移的速度。

3. 婴幼儿的记忆

（1）0～3岁婴幼儿的记忆。

新生儿出生后几小时内就已经产生了记忆，10～15天会出现第一个条件反射：喂奶姿势的再认。3～6个月时记忆能力有了很大发展，能记住数小时之内的信息。

9～12个月获得客体永久性。1～2岁时通过行动表现出初步的回忆能力，如玩藏找东西的游戏时，只在某地见过一次的东西也能够找出来。随着语言的出现其记忆进一步发展，如1岁以后能说出熟悉事物的名称，2岁时能说出一些简单的儿歌等。3岁前婴儿的记忆具有很大的无意性，对感兴趣、形象鲜明的事物印象深刻。

（2）3～6岁婴幼儿的记忆。

记忆的保持时间是随年龄增长而逐渐延长的。再认方面，1岁能保持几天，2岁能保持几周，3岁能保持几个月，4岁能保持1年左右，7岁能保持3年左右。再现方面，2岁能再现几天以前的事，3岁能再现几个星期以前的事，4岁能再现几个月以前的事，7岁能再现1～2年以前的事。通常情况下，人们很少能回忆起3～4岁前发生的事，3～4岁后婴幼儿才逐渐出现可以保持终生的记忆，这种现象被称为"婴儿期健忘"。

3岁以前的婴幼儿基本上只有无意识记忆，有意识记忆虽然已经萌芽，却很少使用。幼儿期的有意记忆是在成人的教育下逐渐产生的，如在日常生活和组织教学活动时向幼儿提出记忆的任务等。整个幼儿期，以无意识记忆为主且效果优于有意识记忆。幼儿早期"鹦鹉学舌"式的背诵古诗、认字等多是机械记忆，幼儿中晚期在进行记忆活动时加入了在理解的基础上的意义记忆。在语言发生之前，只有关于事物形象的形象记忆，语言发生后，直到整个幼儿期，形象记忆仍然占主要地位。熟悉的词在婴幼儿头脑中与具体的形象相结合，因而效果比较好。

4.婴幼儿的想象

（1）0～3岁婴幼儿的想象。

婴幼儿最初的想象是通过动作和语言表现出来的。随着大脑发育趋于成熟，1.5～2岁时婴儿能在大脑中存储一些稳定性的记忆表象，在此基础上出现了最初的想象萌芽。这一阶段婴幼儿开始进行一些象征性游戏活动，被称为记忆表象在新情景下的复活，如抱着布娃娃喂奶，自己拿着玩具学做饭、炒菜等。3岁以后，语言和经验的日益丰富使婴幼儿的想象力进一步发展，可以想象出现实生活中的自己不熟悉的或者未曾经历的事情。

（2）3～6岁婴幼儿的想象。

幼儿期是想象最为活跃的时期，它贯穿于幼儿的各种活动中。3～6岁婴幼儿想象发展的一般趋势是从简单的自由联想向创造想象发展，具体表现为：从无意想象发展到有意想象；从简单的再造想象发展到创造想象；从天马行空的想象发展到合乎现实的想象（见表3-4）。

表 3 - 4　3 ～ 6 岁婴幼儿想象的发展

3 ～ 4 岁	4 ～ 5 岁	5 ～ 6 岁
1. 想象活动无目的，无前后一致的主题； 2. 想象的内容贫乏、零碎且缺少联系； 3. 想象受感知形象的直接影响； 4. 不追求想象成果。	1. 想象出现了有意的成分； 2. 想象内容较丰富，但仍然比较零碎； 3. 想的目的和计划非常简单； 4. 想象过程随着外界或自身的情况而变化。	1. 想象活动有明确的目的和主题； 2. 想象内容不断丰富且情节具体化； 3. 想象内容的灵活性和新颖性增强； 4. 想象的形象更加符合客观逻辑。

资料来源：李甦. 学前儿童心理学. 北京：高等教育出版社，2013：147.

幼儿想象能力随着年龄的增长而逐渐提高，上述各个年龄阶段幼儿想象的发展特点，并不是截然不同的，幼儿想象的发展还会表现出明显的个体差异，即使在同一个幼儿身上，在不同的活动中，其想象的发展水平也会有所不同。

5. 婴幼儿的思维

（1）0 ～ 3 岁婴幼儿的思维。

婴儿主要通过感知和动作认识世界，思维发生在感知觉、注意、记忆等认知过程之后。2 岁之前婴幼儿处于思维发生的准备阶段，与语言的发展密切联系，语词概括的出现是思维发生的标志。2 ～ 3 岁婴幼儿的思维表现为直觉行动思维，又称为"手的思维"或"动作的思维"，即离不开对实物的操作，感知和动作一旦停止，思维也随即停止，3 岁以前基本只有这种思维方式。

（2）3 ～ 6 岁婴幼儿的思维。

幼儿期的思维从开始萌芽逐渐发展成熟。3 ～ 4 岁幼儿思维仍以直觉行动思维为主，依靠对事物的直接感知和实际动作进行；4 ～ 5 岁幼儿思维以具体形象思维为主，依靠对具体事物的形象或表象的认识进行；5 ～ 6 岁幼儿抽象逻辑思维开始萌芽，在不断完善的具体形象思维的基础上形成，主要表现为概念、判断、推理以及理解能力的发展（见表3 - 5）。整个幼儿期以具体形象思维为主，思维的最大特点表现为具体性和形象性。

表 3 - 5　3 ～ 6 岁婴幼儿思维形式的发展

类型		发展表现
概念	实物概念	完全不会说
		不会下定义
		依据具体特征下定义
		初步概念水平

表中"发展表现"列内容：对实物概念的掌握以具体特征为主。3 ～ 4 岁，能用实物概念的基本内容代表自己所熟悉的某一或某些事物；4 ～ 5 岁，能概括地指出某些实物较突出的特征，尤其是功能方面；5 ～ 6 岁，能初步掌握某一实物概念的本质特征。

续表

类型		发展表现
数概念	对数量的感知阶段（3岁左右）	（1）对大小、多少有笼统的感知，能够对明显的大小、多少进行区分。 （2）能说出10以下的数字，通过口手配合点数5以下的实物，但数完后仍不能说出物体的总数。
	数词和物体数量之间建立联系的阶段（3～5岁）	（1）点数完后能说出物体总数，有了初步的数群概念，末期出现数的守恒。 （2）能分辨大小、多少、一样多，能认识序数和数的顺序。 （3）能按数取物并利用实物进行简单的加减运算。
	数运算的初期阶段（5～6岁）	（1）能对10以内的数保持守恒，计算能力发展较快，6岁以后可以进行10以内加减法的口算。 （2）序数、基数概念进一步深化拓展。
判断		（1）从感知形式的判断向反映事物之间的因果、时空、条件等联系发展。 （2）从反映事物的表面联系向反映事物的本质联系发展。 （3）从以对待生活的态度为依据向以客观逻辑为依据发展。 （4）从没有意识到判断的根据向明确意识到自己的判断的根据发展。
推理		0级水平：不能进行推理活动。 Ⅰ级水平：只能根据熟悉的非本质特征进行较简单的推理活动。 Ⅱ级水平：在提示的条件下，运用展开的方式逐步发现事物的本质联系，最后做出正确的结论。 Ⅲ级水平：可以独立且较迅速地运用简约的方式进行正确的推理活动。 注：幼儿推理能力随年龄增长而发展。研究显示：3岁基本不能进行推理活动，4岁推理能力开始发展，6岁可以进行推理。
理解		（1）从对个别事物的理解，发展到理解事物的关系。 （2）从主要依靠具体形象来理解事物，发展到依靠语言说明来理解。 （3）从对事物做简单、表面的理解，发展到理解事物较复杂、较深刻的含义。 （4）从与情感密切联系的理解，发展到比较客观的理解。 （5）从不理解事物的相对关系，发展到逐渐能理解事物的相对关系。

6.婴幼儿的言语

婴幼儿言语的发展顺序是先掌握口头言语，再掌握书面言语。0～1岁为言语发生的准备期，1～3岁为言语形成期，3岁以后为言语的发展期（见表3-6）。言语活动包括对言语的感受，即感知过程（口头言语的听、书面言语的看）和理解过程（听懂、看懂）；发出言语，即说或写。婴幼儿言语活动的这两个过程，在发展过程中并不是完全同步的，其发展趋势是语音知觉发展在先，正确语音发展在后；理解言语发展在先，言语表达发展在后。

表 3 - 6 婴幼儿言语的发展

阶段			具体表现
准备期		简单发音阶段（0～3个月）	哭是最初的发音，2个月后在不哭时能听到婴儿发音，成人引逗时发音现象更明显，能发出 ai、a、ei 等音。这一阶段的发音是一种本能行为，无任何符号意义，天生聋哑的婴儿也能发出这些声音。
		连续重复音节阶段（4～8个月）	发音连续性增加，由单音节发声转变为重复音节发声，如"ba-ba""da-da""ma-ma"等，进入咿呀学语阶段。
		学话萌芽阶段（9～12个月）	增加了不同音节的连续发音，音调也开始多样化，发声开始和具体的对象联系起来，会根据成人的指示做出稍复杂的动作反应，声音已经具有交际作用。
形成期	不完整句阶段	单词句（1～1.5岁）	开始主动说出有一定意义的词，但具有词义不明、以词代句的特点。
		双词句（1.5～2岁）	开始说由双词或三词组合在一起的句子，又称"电报句"，如"妈妈，出去"；1.5岁以后，说话积极性高涨，2岁时词汇量可达 200 多个。
	完整句阶段	简单句（2～2.5岁）	2岁以后，开始学习运用合乎语法规则的完整句，能更为准确地表达思想；2～3岁是人生初学说话的关键时期，能说出完整的简单句，并出现复合句；3岁时词汇量可达 1 000 个左右。
		复合句（2～3岁）	
发展期		语音	3～4岁是语音发展最为迅速的时期，4岁前是培养幼儿正确发音的重要时期，在正确的教育条件下，一般到4岁时能初步掌握本民族的全部语音。4岁左右语音意识明显发展起来，表现为喜欢纠正、评价别人的发音，或者故意模仿别人的发音错误取乐，能意识到并自觉调节自己的发音。
		词汇	主要掌握的是实词，其中以名词、动词和形容词为主。3～4岁词汇量可达 1 200 多个，4～5岁可达 2 000 多个，5～6岁可达近 4 000 个。
		语句	3～4岁说出的句子以简单句为主，只有少数的复合句；4～5岁句子中的修饰语开始增多；5～6岁说出的复合句明显增多。
		口语表达	对话言语向独白言语发展：3～4岁能主动讲述自己生活中的事情，在集体面前有些胆小；4～5岁能独立讲故事或事情；5～6岁能比较清楚、系统地讲述所看到或听到的事情和故事，且能讲得有声有色、活灵活现。 情境性言语向连贯性言语发展：6～7岁能前后一贯地表述整个思想内容，能用完整的句子说明上下文的逻辑关系。

（二）情绪情感发展

1. 婴幼儿的情绪

婴幼儿最初的情绪与生理需要相关，而后情绪逐渐与社会性需要和社会性适应相关，表现为引起情绪的动因更加丰富，情绪表达也更加社会化、深刻化（见表3－7）。

表3－7 婴幼儿情绪的发展

类别		内容
情绪体验	哭	出生就有的情绪表现方式，因饥饿、疼痛、发怒、惊恐、不满意、招人等而哭。
	笑 自发性的笑	0～5周内是一种生理表现，这种笑是内源性的，发生在睡眠中或困倦时，表现为嘴周围的肌肉运动，又称"嘴的微笑"。
	诱发性的笑	5周～3.5个月表现为反射性诱发笑，对人的微笑是不加区分的，即无选择的社会性微笑。
		4个月左右开始表现为有选择的社会性微笑，对人的微笑加以区分，对熟悉的人比对不熟悉的人笑得更多。
	恐惧 本能的恐惧	出生就有的情绪反应，由听到巨大声响、从高处掉下来、身体位置突然变化、疼痛等而引起。
	与知觉和经验相联系的恐惧	4个月开始出现由不愉快经历产生的恐惧反应，如被狗咬过、被热水烫过。
	对陌生人的恐惧	5～6个月时已经能分清熟人和陌生人，随后出现"怕生"。
	预测性恐惧	1.5～2岁时随着想象力和预测、推理能力的发展而发生，又称想象性恐惧，如怕黑、怕想象中的人和事。
	焦虑 分离焦虑	6～8个月时表现为黏人、看不到父母就哭，因过度害怕分离而产生焦虑。
	陌生人焦虑	6～7个月时出现对陌生人的警觉反应，8～10个月焦虑情绪最为严重，1岁以后强度逐渐减弱，可持续到2岁。
情绪调控		随着年龄增长，情绪的自我调控能力越来越强。主要表现为情绪的冲动性逐渐减少，稳定性逐渐提高；情绪从外显发展到内隐。总的来说，婴幼儿的情绪是不稳定的、容易变化的。婴幼儿的情绪具有情境性，某种情绪往往随着某种情境的出现而产生，又随着情境的变化而消失。此外，婴幼儿的情绪具有受感染性，非常容易受周围人的情绪所影响。

2. 婴幼儿的情感

高级情感是在多次情绪体验的基础上萌发的，并通过情绪表现出来，是情绪的深化和本质内容。人类发展过程中形成的社会性情感主要包括道德感、理智感和美感三个方面。

（1）道德感。

1岁时，婴儿就表现出一种简单的同情感，看到别的孩子哭或笑，也会跟着哭或笑，这就是所谓的"情感共鸣"；2～3岁时，幼儿已经产生了简单的道德感，如评价自己

"乖不乖"。3～4岁时，幼儿的道德感主要是由成人的评价引起的，指向个别行为，如知道咬人、打人不好，受到成人表扬就高兴，受到批评就伤心、沮丧。4～5岁时，幼儿不仅关心自己的行为是否符合道德标准，而且开始关心别人的行为是否符合道德标准，因此由道德感激发起来的"告状"行为频发。这一时期幼儿的羞愧感、内疚感也开始发展。5～6岁时，幼儿的道德感进一步稳定和复杂化，他们对好与坏、好人与坏人，有鲜明的不同感情。

（2）理智感。

5岁左右，幼儿的理智感明显地发展起来，主要表现为两种形式：一种是好奇好问，问题从"这是什么"逐渐发展到"为什么""怎么样"，并由于提问或者问题得到解决而感到愉快；同时，幼儿喜欢进行各种智力游戏或者动脑筋解决问题的活动，这些活动能满足他们的求知欲和好奇心，有助于促进理智感的发展。另一种是"破坏"行为，如刚买的玩具转眼间就被拆得四分五裂。对于幼儿来说，任何事物都会让他们感到新奇，作为教育者，应重视幼儿的这种探究热情和好奇心。

（3）美感。

新生儿已经出现了一定的视觉偏好，倾向于注视端正的人脸，不喜欢五官零乱、颠倒的人脸，他们喜欢有图案的纸板多于纯灰色的纸板。婴儿从小喜好鲜艳夺目的东西，以及整齐清洁的环境，幼儿初期仍然保持这一喜好，他们也会自发地喜欢相貌漂亮的小朋友，而不喜欢丑恶的任何事物。在环境和教育的影响下，幼儿对美的评价标准也逐渐提高。

（三）个性与社会性发展

1. 自我意识方面

最初的自我意识是在动作的基础上产生的，通过成人的指导和与他人的交往逐渐发展。自我意识的真正出现与婴幼儿言语的发展相联系，2～3岁时掌握代词"我"，能准确使用"我"来表达愿望时，这标志着婴幼儿自我意识的萌芽。

（1）自我认识的发展。

几个月大的婴儿还没有意识到自己的存在，不能把自己和周围的客观事物区分开；1岁左右开始认识自己身体的各个部分，出现对自己行动的意识，逐渐能把自己的动作和动作的对象区分出来；2岁时开始意识到自己身体的内部状态，如他们会说"宝宝饿了/渴了"；3岁左右开始出现对自己内心活动的意识；4岁以后开始出现对自己的认识活动、语言、情感和行为的意识。

（2）自我评价的发展。

自我评价在2～3岁时开始出现，评价水平与婴幼儿的认知、情感发展密切相关。3～4岁的幼儿自我评价往往依据成人的评价，如"老师说我是好孩子"；愉快的自我体验多于羞愧感的自我体验；自我控制能力很差。4～5岁，能从个别或局部方面评价自己，开始运用一定的道德行为规则来评价自己行为的好坏；社会性的情感体验开始发展，如委屈、羞愧、自尊；自控能力有一定发展。5～6岁，已经能够从多方面较为细致地进行自我评价。

（3）自我调控的发展。

1～3岁是自我调控快速发展的时期，对自己的行动逐渐发展起一定的控制能力，他们会要求自己做事情，如自己拿勺子吃饭、自己喝水。3～4岁的幼儿自我调控能力较差，易受外界影响，不能自觉调控自己的心理与行为。4～5岁是自我调控能力转变的年龄，随着生理成熟和教育的作用，幼儿已经能够使用一些简单的控制策略进行自我调控。5～6岁时幼儿的坚持性和自制力有了很大程度的提升。

2. 性别意识方面

2～3岁幼儿已经可以正确地辨认自己和他人的性别，并初步掌握了一些性别角色知识，如男孩玩汽车、女孩玩娃娃。3～4岁时理解自己的性别不随年龄、情境等的变化而改变，但这一阶段的幼儿能接受各种与性别习惯不符的行为偏差，如认为男孩穿裙子也很好。5～6岁时对性别角色的认识表现出刻板性，认为应该遵循性别去做事，违反性别角色习惯是错误的，如一个男孩玩娃娃会遭到嘲笑。这一阶段幼儿不仅能清楚地认识到男孩和女孩在行为方面的区别，同时开始认识到一些与性别有关的心理因素，如男孩要勇敢、女孩要文静等。

3. 攻击性行为方面

1岁左右婴儿为了玩具或其他物品开始出现工具性攻击行为；2岁时幼儿之间表现出明显的冲突，如打、推、咬等，年龄越小越多地表现为身体动作的攻击。4岁前攻击性行为的数量逐渐增多，4岁以后逐渐减少。3～4岁幼儿的工具性攻击行为多于敌意性攻击行为，5～6岁幼儿则更多地表现为敌意性攻击。到了幼儿末期，言语攻击在人际冲突中表现得会越来越多。攻击性行为在性别方面也具有明显的差异，如男孩更倾向于身体动作的攻击，而女孩则更倾向于言语的攻击。

4. 同伴关系方面

婴儿6个月左右出现对同伴的短暂注视、微笑或触摸。1岁前表现为单向的同伴关系，缺乏相互的呼应。1岁以后出现简单的同伴交往，如对话、互递玩具等应答性行为。

1.5～2 岁更多地出现模仿或者互补性交往行为，与同伴交往的时间和次数增多。2～4
岁幼儿与同伴交往的机会增多，开始出现了对同伴的关心、帮助行为，在需要的时候会
给别人简单的帮助，如拥抱、安慰、鼓励，但尚不明白友谊的含义并且持续时间较短。
幼儿中晚期在游戏中开始逐渐结成同龄人的伙伴关系，合作意识逐渐增强。

四、测量与评估实训

案例：某女童，5 岁 1 个月，因在幼儿园为一件小事和小朋友发生争执，原本聪明
伶俐、活泼可爱的她竟用两团棉花塞住鼻孔，打算采用憋气的方法来"自尽"。起初妈
妈还以为她是在做游戏，没想到她竟冒出一句："活着没意思，还不如死了算了。"这句
话实在让妈妈吓了一大跳。

（一）实训目的

了解婴幼儿心理发展健康测量的标准，熟悉婴幼儿心理健康测量各方面的指标；掌
握婴幼儿心理健康测量的常见方法，尝试对婴幼儿的心理健康及发展程度做出评估，并
建立婴幼儿心理健康档案；评价婴幼儿心理健康情况。

（二）实训重难点

（1）重点：婴幼儿各年龄段不同方面的心理健康标。
（2）难点：婴幼儿心理健康测量常见方法的运用。

（三）计划与实施

本实训项目在学生实习过程中完成，实训前需学习完婴幼儿心理健康测量部分的内
容，选定一名婴幼儿，为其建立心理健康档案，具体内容见表 3 - 8。

表 3 - 8 婴幼儿心理健康档案

姓名		性别		出生日期		民族	
所在地		是否独生		排行			
家庭成员	姓名	关系	年龄	文化程度	职业	与婴幼儿接触时间	

续表

内容		婴幼儿行为表现	教师评估	家长评估
认知发展	感知觉			
	注意			
	记忆			
	想象			
	思维			
	言语			
情绪情感				
个性与社会性				
具体分析				
培养建议				

1. 建立档案

（1）收集婴幼儿相关背景资料。

（2）选择合适的评估方法。

（3）建立婴幼儿心理健康档案并提出指导建议。

2. 测量评估

采用康氏量表（教师问卷），选取一名婴幼儿进行测试，并对该婴幼儿心理健康情况做出评估（见表3-9）。

表3-9　康氏量表（教师问卷）

指导语：请按照实际情况选择不同项目的程度情况，所有项目请全部填写。

题号	项目	程度			
		无	稍有	相当多	很多
1	不停扭动。	0	1	2	3
2	在不应出声的场合制造噪声。	0	1	2	3
3	提出的要求必须立即得到满足。	0	1	2	3
4	动作粗鲁（唐突无礼）。	0	1	2	3
5	暴怒及不能预料的行为。	0	1	2	3

续表

题号	项目	程度			
		无	稍有	相当多	很多
6	对批评过分敏感。	0	1	2	3
7	容易分心或注意力不集中成为问题。	0	1	2	3
8	妨害其他儿童。	0	1	2	3
9	做白日梦。	0	1	2	3
10	噘嘴和生气。	0	1	2	3
11	情绪变化迅速和激烈。	0	1	2	3
12	好争吵。	0	1	2	3
13	能顺从权威。	0	1	2	3
14	坐立不安，经常"忙碌"。	0	1	2	3
15	易兴奋，易冲动。	0	1	2	3
16	过分要求教师的注意。	0	1	2	3
17	好像不为集体所接受。	0	1	2	3
18	好像容易被其他儿童领导。	0	1	2	3
19	缺少公平合理竞赛的意识。	0	1	2	3
20	好像缺乏领导能力。	0	1	2	3
21	做事有始无终。	0	1	2	3
22	稚气和不成熟。	0	1	2	3
23	犯错后抵赖或归罪于他人。	0	1	2	3
24	不能与其他儿童友好相处。	0	1	2	3
25	与其他儿童不合作。	0	1	2	3
26	在努力中容易泄气（灰心丧气）。	0	1	2	3
27	与教师不合作。	0	1	2	3
28	学习困难。	0	1	2	3

资料来源：汪向东，王希林，马弘. 心理卫生评定量表手册. 增订版. 北京：中国心理卫生杂志社，1999.

（四）操作评价

根据所学内容，选取相关指标和方法，对婴幼儿心理健康情况进行正确阐述与评估；妥善保管婴幼儿心理档案；深入分析不同资料，保证结论的客观性。

教师问卷一共有 28 道题目，对注意力缺陷多动障碍（ADHD）核心症状的四个因子进行评定，包括品行问题、是否多动、被动的不注意和多动指数。所有题目根据出现频率由低到高共分为四个等级："无"计 0 分；"稍有"计 1 分；"相当多"计 2 分；"很多"计 3 分。根据每项的得分汇总得到总分，总分超过 15 分者有患 ADHD 的可能。

第二节　婴幼儿多元智能发展健康水平测量与评估

多元智能测量

多元智能理论由美国著名教育心理学家霍华德·加德纳（Howard Gardner）在 1983 年提出，该理论已经广泛应用于欧美国家和亚洲许多国家的幼儿教育，并且获得了极大的成功。这一教育理论提出人类的智能是多元化而非单一的，0 ～ 7 岁是婴幼儿各个智能发育的关键期，这一阶段婴幼儿的智能能否全面平衡地发展直接关系幼儿的一生。多元智能发展的测量旨在发现每个儿童的智能潜力和特点，识别并培养他们区别于他人的智能和兴趣，找出每个孩子的智能组合和学习形态，从而把他们培养成富有个性的、适合未来社会发展需要的人。

一、婴幼儿多元智能的基本发展指标

加德纳认为，传统智力测验的内容，以语言和数理逻辑推理为核心，偏重对知识的测量，窄化了人类的智力，并未包含人类的全部智力要素。按加德纳的解释，智力是在某种人文环境的价值标准之下，个体用以解决问题与生产创造所需的能力。支撑多元智能理论的是个体身上相对独立存在着的、与特定的认知领域和知识领域相联系的八种智能，包括语言智能、逻辑 – 数学智能、空间智能、身体 – 动觉智能、音乐智能、人际智能、自我认知智能、自然认识智能。

（一）语言智能

语言智能（linguistic intelligence）是指有效地运用口头语言或书写文字的能力。这项智能包括把文法、音韵学、语义学、语文实用学结合在一起并运用自如的能力。语言智能是独立的，与学习方式和传播渠道无关。语言智能发展突出的幼儿在学习时善于运用语言及文字来思考。

（二）逻辑 – 数学智能

逻辑 – 数学智能（logical mathematical intelligence）是指有效地运用数字和推理的能力。这项智能包括对逻辑的方式和关系、陈述和主张、功能及其他相关的抽象概念的敏感性。逻辑 – 数学智能发展突出的幼儿在学习时善于运用推理来思考。

（三）空间智能

空间智能（spatial intelligence）是指准确地感觉视觉空间，并把所知觉到的内容表现出来的能力。这项智能包括对色彩、线条、形状、形式、空间及它们之间关系的敏感性，也包括将个体对于视觉和空间的想法具体地在头脑中呈现出来，以及在一个空间矩阵中很快地找出方向的能力。空间智能发展突出的幼儿喜欢玩拼图、走迷宫之类的视觉游戏，喜欢随手涂鸦、看书中的插图等。

（四）身体 – 动觉智能

身体 – 动觉智能（bodily kinesthetic intelligence）是指善于运用整个身体来表达想法和感觉，以及运用双手灵巧地生产或改造事物，包括特殊的身体技巧，如平衡、协调、敏捷、力量、弹性和速度，以及由触觉所引起的能力。身体 – 动觉智能发展突出的幼儿喜欢动手建造东西，喜欢在户外活动。

（五）音乐智能

音乐智能（musical intelligence）是指察觉、辨别、改变和表达音乐的能力，包括对节奏、音调、旋律或音色的敏感性。音乐智能有其生物学上的或先天的渊源，可以独立存在。关于婴儿智能发展的研究认为，在幼儿阶段确实有一种与生俱来的计算音高的能力[①]。

（六）人际智能

人际智能（interpersonal intelligence）主要是指留意其他人之间差异的能力，特别是观察他人情绪、性格、动机、意向的能力，包括对脸部表情、声音和动作的敏感性，辨别不同人际关系的暗示，以及对这些暗示做出适当反应的能力。人际智能发展突出的幼儿喜欢参与团体运动或集体游戏，比较愿意找别人帮忙，喜欢教别人如何做事。

---

① 玛拉·克瑞克维斯基. 多元智能理论与学前儿童能力评价. 李季湄，方钧君，译. 北京：北京师范大学出版社，2015：10.

（七）自我认知智能

自我认知智能（intrapersonal intelligence）是指认识、洞察和反省自身的能力，包括对自己有相当的了解，并在正确的自我意识和自我评价的基础上形成自尊、自律和自制的能力。自我认知智能发展突出的幼儿有睡前反省的习惯，喜欢独处。

（八）自然认识智能

自然认识智能（naturalist intelligence）是指对周围环境中的动物、植物、人工制品，及其他事物进行有效辨识与分类的能力。也就是说，自然认识智能不只包括对动植物的辨识能力，也包括从引擎声来辨识汽车，以及对生活模式的察觉等能力。这项智能与其他智能具有同等重要的地位，也是一种核心能力。

二、婴幼儿多元智能发展健康水平的主要测量方法

对婴幼儿进行多元智能测量的主要目的是详细分析婴幼儿多元智能发展的分布情况和有效学习的风格，并针对其特殊的分布情况，提供有价值、有针对性的促进优势智能提升和弱势智能的弥补措施。

每一种智能都有一定的年龄关键期，过了关键期就很难发展。每个人先天的智能组合不同，所以应通过专业的测评系统找出每个人的最佳智能组合及学习形态组合，从而扬长避短，促进个体智能健康发展。

（一）通过仪器分析测评

人体的皮肤纹理在胚胎的第 13 周开始发育，至胚胎第 19 周即形成。此时大脑纹路与手指皮纹同步成长。国内外科研学者一直在致力于皮纹学的研究，他们运用观察、记录、比对、归纳、统计等方法，发现并找出皮纹与个人的先天智能及潜在个性之间的规律（见图 3 - 1）。

人的大脑纹路和手指皮纹同步成长，通过对指纹的测量和分析，能够获悉婴幼儿大脑不同部位中脑细胞的含量，了解大脑功能结构，从而对婴幼儿的优势潜能有所了解。测评报告只是给家长一个培养孩子方向的建议，让家长能有所侧重地做出最合理的选择，发挥婴幼儿的特长，尽量让婴幼儿朝着其优势的方向发展。但在一个多元的社会里，家长尽管了解了婴幼儿的技能分布情况，却绝对不能仅仅在婴幼儿的优势智能上下功夫，而应全面发展婴幼儿的多元智能，对弱势智能也要给予一定的关注。

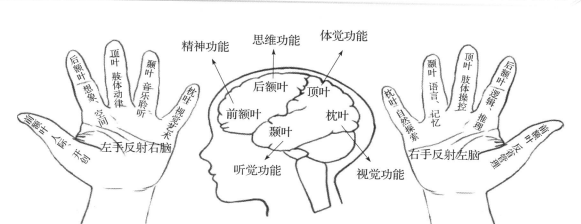

图 3－1　大脑、皮纹与多元智能的对应关系

（二）通过实践活动分析测评

通过实践活动测评幼儿的多元智能，是以开发和培养其多元智能为目的的发展性评估，它不是靠某种测试，而是为幼儿提供在各个领域活动的机会，在真实、有意义的活动情境中进行测量和评估，模糊了课程和评价之间的界限。这种评估借助测量对每个幼儿智能的强项和弱项进行鉴定，制订适合幼儿个体智能开发与学习的计划，使他们的优势智能得到充分的展示，再将优势智能领域的特点迁移到弱势智能领域中，使评估成为促进幼儿充分发展的有效手段。

多彩光谱项目就是一种有理论基础的评价方法和早期教育实践。它以加德纳的多元智能理论与费德曼的非普遍性理论为基础，评估目标清晰，即识别并培养幼儿区别于他人的智能和兴趣。多彩光谱项目在每一项智能中都识别出了几种核心能力（见表3－10），通过幼儿的活动，直接识别幼儿的智能状态，发现幼儿的认知特长，为幼儿提供一条建立自我价值感的途径，并对他们展示自己能力的努力予以肯定。

表 3－10　多彩光谱项目所观察的认知能力的部分区域

科目	活动形式	认知能力
数学	恐龙游戏	评估幼儿的数字概念、运算技巧、使用运算规则和运算技巧的能力。
科学	水的游戏	评估幼儿根据观察提出假设并做简单实验的能力。
	发现区域	包含大约一年的活动，引导幼儿观察、欣赏和理解自然现象。
音乐	音乐创作活动	评估幼儿唱歌时保持正确的音高和节奏的能力，记忆歌曲音乐特征的能力。
	音乐感知活动	评估幼儿辨别音高的能力，包括识别音高、发现错误和区分音高的差别的能力。

续表

科目	活动形式	认知能力
语言	故事板活动	评估各种语言技能，包括词汇的组合、句子结构、连接词的使用和叙述语言的使用以及对话的能力，也评估根据梗概编故事的能力。
视觉艺术	艺术夹（作品集）	一年两次，评估标准包括线条和形状的运用、色彩、空间、细节、表现手法和设计。此外还有三个专门设计的绘画活动。
运动	体育运动	一门跨越障碍物的课程，专门培养许多运动都需要的技能，如身体的协调、时间的计算、力量与平衡的掌握。
社会	活动教室模式	评估幼儿观察分析在教室里发生的事件和经历的能力。

三、婴幼儿多元智能发展健康水平的基本测量标准

以下选取了多彩光谱项目中的运动领域、语言领域和数学领域的部分内容进行阐述。

(一)运动领域

传统上，对运动领域的评价是以运动发展的普遍性阶段为标准，并根据此标准来评判婴幼儿的运动技能。但是没有考虑到婴幼儿运动的表现力及对动作序列的创新。多彩光谱项目设计的运动活动，能集中测量与评估婴幼儿的节奏感和表现力，以及身体控制和身体意识能力。本部分主要描述创造性运动能力测量与评估。

1.活动说明

创造性运动活动主要是发展婴幼儿在舞蹈和创造性运动性领域的 5 种能力，包括对节奏的敏感性、表现力、身体控制、动作创意、配合音乐动作，主要关注动作的节奏和表现力两个方面，同时还需注意身体意识、运动记忆和空间使用三个维度。

运动评价需要在一个比较大同时有明显界限的场地进行，使用的设备包括音响和各种类型的音乐、各种乐器（铃铛、鼓等）、有趣的物体（玩具、布片等）、可投掷或用于特定游戏的物体（球、沙包、镜子等）。如果有条件，还可以在适宜的位置放置录像设备，以便尽可能多地记录婴幼儿的活动。

评价活动至少要包括 8 ～ 10 名婴幼儿，每次活动时间大约 20 分钟，建议均衡地采用半结构性的活动和更自由的活动。

2. 组织与操作

活动开始前，制定安全规则，避免出现不必要的混乱妨碍测试。可以给每位婴幼儿提供一小块自己的空间（用不同颜色或线标注出来），满足婴幼儿对自我空间的渴望。

引导婴幼儿到运动区，并告知在这个区域他们可以做什么，向他们说明一系列的活动计划和安全规则。然后让婴幼儿坐在自己的区域内，围成一圈，告诉他们可以决定自己是否参加或何时参加，选择观看的婴幼儿要集中在一定区域，并要求他们做"安静而注意的小观众"。最后告诉婴幼儿教师会一直倾听他们的想法，并请他们说完后也认真听教师的观点。

接下来帮助婴幼儿适应以小组为主要形式的活动。可以选择敲鼓和"请你跟我这样做"的游戏，及时举例给婴幼儿演示运动的含义，但每个动作只能演示一两次，避免婴幼儿仅依赖模仿的行为活动。

创造性运动的核心活动包括"请你跟我这样做"、镜子游戏、鼓和铃的游戏等，主要根据音乐、道具、口头描述动作等方式活动身体的不同部位。每次活动结束，可播放音乐让婴幼儿自由舞蹈，提供观察的机会。要选择具有不同特色的背景音乐，音乐速度要适中、稳定，可有适当的变化。

创造性运动课程
活动日程

3. 评估标准

在运动课程开始前，评估者应熟悉评估项目和标准（见表 3 - 11），婴幼儿熟悉课程后，评估者结合评估项目填写观察表（见表 3 - 12），尽可能在每一次课后立即填写表格。表 3 - 13 是全年的汇总表。

表 3 - 11　创造性运动评估标准

科目	目标活动	评估标准
对节奏的敏感性	独木舟之旅；配合打击乐器节拍动作；鼓和铃；随着音乐自由舞蹈。	配合（由乐器或音响播放的）固定和变化的节奏同步动作或自我调节节奏的能力。 努力随着节拍而动作，而不是对节拍变化无意识或无察觉；通过动作能建立自己的节奏并进行相应的调节以达到所需的效果；是否使用身体的某一部位，比如甩动胳膊或者是否同步地运动整个身体。
表现力	"走钢丝"；"请你跟我这样做"；根据口头描述、表象和道具而动；鼓和铃；简单的舞蹈，随着音乐自由舞蹈。	通过动作引发情感和表象的能力，活动可以由口头描述的情景、道具或音乐等引发。 自然地运用手势和身体姿态表现自己，对不同的口头描述或不同的乐器（例如鼓和铃）所表现的情感、音调特质反应灵敏；动作因音乐的变化而变化，用自己的动作表现音乐的特质。

续表

科目	目标活动	评估标准
身体控制	障碍活动，独木舟之旅；"请你跟我这样做"；镜子游戏；使用球、沙包和气球。	活动身体或有效利用身体某个部位以获得想要的效果的能力。能够有效地规划、排列、执行动作，动作并不是随意或不连贯的；能够精确地执行成人或其他婴幼儿提议的动作；在需要时身体能保持不动。还要注意身体意识（对身体不同部位的识别和运用能力，以及理解各部位功能的能力）和动作记忆（重现自己和他人动作的能力）。
动作创意	"请你跟我这样做"；简单舞蹈。	新奇的动作创意能力或对动作创意扩展运用的能力，如建议同伴举起双臂摆动表示天空中的云朵。评价动作创意时，不要求动作完美，看婴幼儿是否能立刻用新颖的方式表现动作构思和表象。
配合音乐动作	随着音乐自由舞蹈；和着乐器节拍动作。	根据不同的音乐做出不同动作的能力。观察婴幼儿是根据音乐的节奏、风格还是根据二者做出动作。注意其对空间的利用，能自如地挖掘可利用的空间并简洁流畅地做动作；能用身体比他人领先占有共用空间或尝试用身体占领空间，如翻转、旋转等。

表 3-12　创造性运动观察表

活动序列_____　　　日期_____　　　观察者_____

幼儿（年龄）	对节奏的敏感性	表现力	身体控制	动作创意	配合音乐动作	评注和观察
小雪（3）			※			音乐停止能完全静止，并小心保持她的姿势
博瀚（4）		※※				表现恐龙搜寻食物时，故意四肢着地，四处嗅着、走动，脑袋不停地转动
……						

注：可用星号 ※ 标注，其中 ※ 表示突出的例子，※※ 表示十分突出的例子。

表 3-13　创造性运动汇总表

幼儿_____　　　年龄_____　　　观察者_____　　　时限_____

日期	活动序列	对节奏的敏感性	表现力	身体控制	动作创意	配合音乐动作	评注和观察

续表

日期	活动序列	对节奏的敏感性	表现力	身体控制	动作创意	配合音乐动作	评注和观察

资料来源：玛拉·克瑞克维斯基. 多元智能理论与学前儿童能力评价. 李季湄，方钧君，译. 北京：北京师范大学出版社，2015：13-16.

（二）语言领域

从婴儿期的牙牙学语到幼儿 4 岁时基本具备较强的语言表达能力，语言的发展是整个学前教育的核心组成部分。相关语言学家把语言领域分为四个组成部分：语义学（词的意思）、音韵学（语音系统）、句法（词语组织的规则）和语言应用学（语言的运用）。多元智能测评不是孤立地测评语法、语汇等语言成分，而是对"谈话"进行测量与评估，比如讲述一个故事，或在某个特定的、实际的任务实践中运用语言工具等。

障碍活动测量

1. 活动说明

故事板是放置有玩偶和场景的木板或盒子，婴幼儿在听了故事的范例后，可使用故事板讲一个故事。借助故事板，婴幼儿在讲述故事时可以直观地看到事件发生的场景，更有利于婴幼儿编造出独特的、有创造性的故事。

婴幼儿在讲述故事时能够反映出各种语言技能。可以考察婴幼儿是怎样把连续事件联系在一起的，对曾经提到的人物、地点或物体，婴幼儿怎样做进一步描述，以及如何保持与所述的事件相互吻合。婴幼儿的个体差异往往在介绍故事中的新因素时表现出来，有的婴幼儿只对故事板上的东西有反应，有的婴幼儿会考虑到角色功能并编造角色之间的关系，还有的婴幼儿会在活动中表现出某些表演因素，比如声音和语调等。

通过故事板活动，我们既可以考察婴幼儿对时间、地点和因果关系的表述能力，还可以考察诸如人物创造、对话等讲述故事情节所必须包含的各种成分。

2. 组织与操作

在活动开始前要准备录音设备、一块故事板、一些可以引发不同理解的景观以及玩偶和道具，比如有阶梯的黏土山洞、树、碎片（象征草和水）、一条玩具蛇、一只玩具章鱼、一只玩具乌龟、一只玩具霸王龙、两个玩具人偶、一个珠宝箱等（见图 3 - 2）。

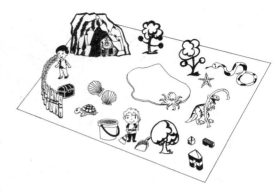

故事板上的物体数量不要太多，因为婴幼儿在面对过多的材料时容易产生压力或分散注意力。除了故事板上的道具之外，可以在附近准备一个盒子，里面放置作为配件使用的玩偶和道具，但不要让婴幼儿看到，以

图 3 - 2　故事板活动

免材料太多而造成干扰。在婴幼儿讲述故事的过程中，如果需要帮助或有能力加入更多角色，可提供这些配件。

故事板应该放置在安静的角落，最好远离其他活动区，避免受到不必要的外界干扰。录音设备的摆放应尽量靠近婴幼儿，如果时间允许，每个婴幼儿可以进行几次，看看故事的主要情节是怎样发展的。

3.测评标准

故事板活动测评标准见表 3 - 14。

表 3 - 14　故事板活动测评标准

项目	分值	测评标准
讲述结构的特性	1	故事仅仅描述对道具的操纵动作；用一般的词语指代事件、物体和人物（如未指明角色或分派角色，未指明象征玩偶之间的关系等）。
	2	故事的发展主要是由道具引起的；给道具命名或分派角色或两者都有；人物之间的关系被提及但尚未建立；偶尔插入人物的心理活动和动机。
	3	提出讲述的问题，即推动故事情节发展的问题（如好人与坏人或正义与邪恶的对立）；能分清几个不同的角色并为它们建立关系；详细描述角色的认知、情感和身体状态。
主题贴切	1	一个想法到另一个想法之间的转换不清楚；注意力分散（常常受故事板上材料的影响）；故事线索断开不能衔接。
	2	故事线索含糊且只能维持一小段（如几句连续的话）；简单地用彼此矛盾的线索编成零散的故事。
	3	连续超过四句话保持故事线索的一致性和相对连续性；把事件联系起来，并最终构成故事线索；很少偏离故事的发展。

续表

项目	分值	测评标准
叙述语气的运用	1	很少采用叙述语气详细地解释故事的意思。
	2	采用叙述语气，偶尔详细地解释故事中所发生的事。
	3	常常采用叙述语气，详细地解释、说明或加注故事细节；加以评判、对比性的评论，或使用明喻或者暗喻，或对故事发表评论，或几种情况兼而有之。
对话的使用	1	故事中没有或很少有对话。
	2	故事中有对话出现，但角色之间的对话模糊而简短。
	3	故事中大量出现对话，并且对话可持续几句；角色之间的对话富有意义，包含思想、情感和信息。
时间标记的使用	1	在说明故事的过程中仅仅使用简单的时序连词（当时、然后、现在）。
	2	有时使用较复杂的时间标记，如用逻辑连词来表明事件之间的时间关系（从前、后来、直到……为止、一会儿、其次），并使用时间副词说明事件发生的时间（夜晚、早晨、几年前）。
	3	连续使用第二栏中所列的比较复杂的时间标记。
表现性	1	故事中未使用或很少使用语调；用单一的词语呈现故事，没有根据角色不同而运用不同的语气或声音效果。
	2	偶尔使用声音效果或其他形式表达（角色语气、加强语气、唱歌），或二者兼用。
	3	不断地使用声音效果、生动的角色语气、高度表现力的叙述。
词汇水平	1	只使用简单的语言，很少使用形容词。
	2	使用一些词汇，但有时运用描述性的和表现性的语言；使用一些形容词。
	3	运用大量词汇，包括形容词和副词；使用描述性、情感性的词汇。
句子结构	1	使用简单、不连贯、并列的句子或句子成分。
	2	使用简单、不连贯、并列的句子或句子成分，但讲述中出现介词性词语和复合句。
	3	使用大量的句子结构，出现了状语从句、定语从句、分词短语或以上的综合使用。

（三）数学领域

婴幼儿的数学逻辑能力范围很广，他们通过各种形式熟悉数字，比如年龄、电话号码等。大多数幼儿在 4 岁半的时候开始数数，数错了或者不知下一个数字时，也不会烦恼，他们虽然不能总是数对，却懂得一些关于数字系统怎样运作的知识并能做出一些推断。为探求婴幼儿思考数字的各种方式，这里介绍多彩光谱项目中的数学活动游戏——恐龙游戏。

1.活动说明

恐龙游戏旨在评价婴幼儿对数概念的理解、计数技能、使用运算规则和运算技巧的能力，同时评价婴幼儿对符号意义的理解以及把符号转化为运算的能力。[①] 此游戏类似于中国的飞行棋游戏，在棋板上模拟追逃游戏，通过掷骰子来决定移动的方向和移动的距离。婴幼儿熟悉了这些游戏之后，也可以自己创造规则，或者发明自己的游戏。

提供一个粘有恐龙图案（形状似梁龙）的棋板（见图 3-3），恐龙身体上从头到尾有35 个格子，代表路径。在距离头部 14 格里写"开始"的字样。共 4 个骰子，且各不相同：第一个分别标有 1 个圆点、2 个圆点、3 个圆点，每种点数各两面，此为点数骰子；第二个有三面标有加号，另外三面标有减号，此为"3+/3-"骰子；第三个五面是加号，一面是减号，此为"5+/1-"骰子；第四个一面是加号，五面是减号，为"1+/5-"骰子。每次活动只测评一名婴幼儿，过程中观察者或者跟婴幼儿共同游戏的成人都可以在观察表上记录婴幼儿的反应。

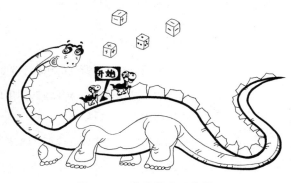

图 3-3　恐龙游戏示意图

2.组织与操作

在正式测评开始前，观察者应先介绍恐龙游戏的玩法，让婴幼儿自由选择，这能让对此领域感兴趣的婴幼儿及早开始。先请婴幼儿选择小恐龙，然后将小恐龙放在开始位置，让婴幼儿描述并实际操作游戏的玩法，尤其是分别代表前进和后退的带"+"和"-"号的骰子，一定要让婴幼儿多操作几次，然后指导他在格子中移动，口中可以数"1，2，3"，如果婴幼儿不知道如何移动，可以给他演示正确的步骤，同时大声地数出几步。在游戏开始后，移动棋子时就不要大声地数了，并始终保持小恐龙面对恐龙（图案）尾巴的方向。

游戏开始，观察者置身于婴幼儿身后，保证婴幼儿注意力更好地集中。婴幼儿每只手拿一个骰子，同时掷出。观察者从方向和计数两个方面观察婴幼儿反应的准确性，并

① 玛拉·克瑞克维斯基. 多元智能理论与学前儿童能力评价. 李季湄，方钧君，译. 北京：北京师范大学出版社，2015：70.

记录在观察表里（见表 3 - 15）。记录方向的准确性要在"移动方向"的"正确"或"错误"栏中记录婴幼儿所掷骰子的方向（+ 或 −）；记录计数的准确性要在"数数"的"正确"或"错误"栏中记录婴幼儿所掷骰子的点数。

表 3 - 15　恐龙游戏观察表

姓名＿＿＿＿＿＿　　　年龄＿＿＿＿＿＿　　　日期＿＿＿＿＿＿　　　观察者＿＿＿＿＿＿

回合	移动方向		数数		观察和评注
	正确	错误	正确	错误	
1					
2					
3					
4					
5					
6					
7					
8					
9					
10					
11					

骰子的选择：＿＿＿＿＿＿＿＿　　　原因：＿＿＿＿＿＿＿＿＿＿＿＿＿＿＿＿＿＿＿＿＿＿＿

回合	移动方向		数数		观察和评注
	正确	错误	正确	错误	
12					
13					
14					

移动方法的选择：

最好的移动方法：＿＿＿＿＿＿＿＿　　　原因：＿＿＿＿＿＿＿＿＿＿＿＿＿＿＿＿＿＿＿＿

最坏的移动方法：＿＿＿＿＿＿＿＿　　　原因：＿＿＿＿＿＿＿＿＿＿＿＿＿＿＿＿＿＿＿＿

续表

点数骰子	"3+/3−" 骰子	婴幼儿点数骰子的选择	观察和评注
婴幼儿的恐龙			
成人的恐龙			
婴幼儿的恐龙			
成人的恐龙			

如果婴幼儿数错，记下他实际移动的格数；如果婴幼儿在后退中故意数错格子，其目的是为了少退几步，可以在"观察和评注"栏中备注，评价时可以忽略不计；如果在越过成人的恐龙所占的格子时，直接跳过去而忽略不计，但是能准确数出自己移动了几步，可以计分。在游戏过程中，不要纠正婴幼儿的错误，如果婴幼儿不太记得方向，可以提示，成人在移动小恐龙时可以说"你的恐龙还是在我的前面"，以便强化婴幼儿对方向的理解。如果出现提示请在"观察和评注"栏中记录所给出的提示。

一般来讲，测评要进行 11 轮，从第 12 轮开始，向婴幼儿介绍第三个和第四个骰子，让他看清楚骰子的每个面，然后选择一枚代替手中正在使用的一个骰子。在观察表中记录婴幼儿的选择，询问婴幼儿选择的理由并记录下来。不管婴幼儿选择哪个骰子，成人都用"1+/5−"骰子，这将有助于婴幼儿最终获胜。

第 15 轮开始前，只给婴幼儿"3+/3−"和点数骰子，用摆的方式，使自己获得更好的点数并获得胜利；将婴幼儿的选择及原因记录在观察表中；让婴幼儿帮成人摆骰子，让成人的小恐龙走得最糟糕，最终输掉比赛，然后将婴幼儿的选择及理由记录在观察表中。然后成人拿代表方向的骰子，婴幼儿拿点数骰子，成人把骰子"＋"朝上，让婴幼儿摆放自己的点数骰子帮助自己的小恐龙获得胜利，将婴幼儿的选择及理由记录在观察表中；成人再把自己的骰子"−"朝上，让婴幼儿摆放自己的点数骰子使成人的小恐龙失败，将婴幼儿的选择及理由记录在观察表中。依此法交替进行数轮，最后一轮让婴幼儿把骰子放成他希望的样子，看看谁能赢。

3.测量标准

活动结束后，使用汇总表进行评估。把每名婴幼儿的测评结果填写在相应各栏中。如果婴幼儿的"移动方向"和"数数"都正确，就在"全部正确"栏中标记"√"；如果存在错误，在"错误数"栏中记录下来（见表 3－16）。

表 3－16　恐龙游戏汇总表

姓名	移动方向		数数		骰子的选择（5+/1-）		移动方法的选择		点数骰子的选择				总分
	全部正确	错误数	全部正确	错误数	知道原因		最好的	最糟的	+婴幼儿的恐龙	–成人的恐龙	–婴幼儿的恐龙	+成人的恐龙	
					是	否							
评分说明	1～11轮中：0～2个不正确得3分；3个以上不正确得0分		1～11轮中：0～2个不正确得3分；3个以上不正确得0分		选择正确并知道原因得4分；选择正确但不知道原因得2分；选择其他得0分		最好与最糟分别选 +3、－3 得4分；选择 +3 与其他得2分；选择其他与－3得1分；选择 +2、+1、－2、－1 得1分；选择其他得0分		选3得1分	选3得3分	选1得3分	选1得1分	最高为22分

资料来源：玛拉·克瑞克维斯基. 多元智能理论与学前儿童能力评价. 李季湄，方钧君，译. 北京：北京师范大学出版社，2015：78.

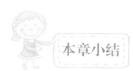 本章小结

婴幼儿心理与多元智能发展健康水平测量与评估	
必备知识	操作技能
1. 婴幼儿心理发展健康水平的基本测量指标、主要测量方法与评估标准； 2. 婴幼儿多元智能发展健康水平的基本测量指标、主要测量方法与评估标准。	1. 婴幼儿智力、情绪、情感等方面问题发现技能； 2. 婴幼儿心理发展健康水平测量与评估常用工具的使用方法； 3. 婴幼儿多元智能发展健康水平测量与评估常用工具的使用方法。

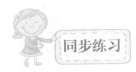

同步练习

一、名词解释

情绪障碍　多动症　多元智能理论　故事板活动

二、简答题

1. 简述婴幼儿心理发展常见问题及其主要表现。

2. 简述婴幼儿认知发展的测量标准。

3. 简述婴幼儿情绪情感发展的测量标准。

4. 简述婴幼儿多元智能的基本发展指标。

三、分析讨论

1. 如何看待和促进婴幼儿认知、情绪情感、个性与社会性等方面的协调性发展？

2. 如何综合运用专业仪器和实践活动来科学测量婴幼儿多元智能发展水平？

四、拓展学习与实践

1. 拓展阅读婴幼儿心理学与多元智能理论方面的相关材料，加强对婴幼儿心理与多元智能发展测评指标内容的理解。

2. 分组合作选用合适的量表完成婴幼儿心理发展健康水平自选专项的测量与评估，并撰写一份 1 000 字的测评报告。

3. 分组合作完成婴幼儿多元智能发展健康水平自选专项的测量与评估，并撰写一份 1 000 字的测评报告。

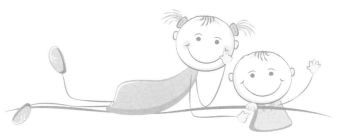

第四章　婴幼儿健康状态影响因素分析与评估

学习目标

1. 掌握影响婴幼儿健康状态各因素的基本知识；
2. 了解婴幼儿健康状态影响因素评估的具体标准；
3. 初步掌握婴幼儿健康状态影响因素的评估内容和方法；
4. 了解国家婴幼儿托育方针政策，培养家园共育活动实施、科学育儿知识宣传等能力。

学习重难点

1. 个体后天因素、家庭环境、社区环境对婴幼儿健康状态的影响；
2. 个体、家庭、园所、社区、膳食、自然环境等因素对婴幼儿健康状态评估的影响。

学习方法

自主学习、集体讨论、社会实践、实操练习。

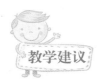

1. 指导学生开展一次综合社会调查实践活动，重点探究家庭、社区等因素对婴幼儿健康状态的影响；
2. 指导学生开展膳食营养状况对婴幼儿健康状态影响的专项测评实训。

第一节　个体影响因素分析与评估

一、个体影响因素概述

（一）遗传因素

遗传是指亲代表达相应性状的基因通过无性繁殖或有性繁殖传递给后代，从而使后代获得父母遗传信息的现象，如性情、容貌、疾病等从父母经由基因传递至子女的现象。

基因是有遗传效应的 DNA 片段，支持着生命的基本构造和性能。基因决定了肤色、发色、疾病等，大部分基因位于体细胞的细胞核内，还有一部分基因位于为细胞提供能量的线粒体内。细胞核内的基因一半来自母亲，一半来自父亲（见图 4-1）。

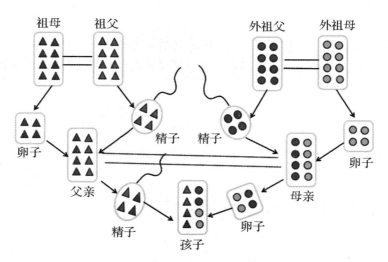

图 4-1　孩子如何获得前辈基因

（二）后天因素

后天因素是指个体出生以后所接受的来自环境的各种影响，主要是指个体的行为习惯对婴幼儿健康状态产生的影响。婴幼儿时期是人的起步阶段，同时也是各种行为习惯的养成阶段，良好的饮食、睡眠、运动、卫生保健以及保持愉悦的情绪等行为习惯对其健康状态有着很大的影响。

二、个体因素对婴幼儿健康状态的影响

（一）遗传因素对婴幼儿健康状态的影响

1. 基因突变

基因突变有两种：获得性变异和遗传性变异。

（1）获得性变异的编码错误不会遗传给孩子，但是在细胞分裂时会传递给细胞的后代。获得性变异产生的细胞可能会被人体的免疫细胞消灭掉，也可能生长为恶性肿瘤。

（2）遗传性变异可能在祖先体内就已经产生，因此我们体内所有细胞都有这种变异，并且会遗传给孩子。但是精子和卵子只包含我们一半的 DNA，所以基因不一定在后代显示出来，主要取决于我们从上一代获得的基因情况。

2. 遗传性疾病

遗传性疾病按照遗传基本定律，以不同的程度从一代传到另一代，有以下几种方式：

（1）显性遗传病：患儿一定有一个生同样病的亲本，发病风险为 50%。主要有软骨发育不全、血胆固醇过多症等。

（2）隐性遗传病：双亲外表一切正常，但带有有害基因，后代从双亲中得到有害基因而出现病症。主要有半乳糖血症、苯丙酮尿症等。

（3）X 连锁遗传病：女性的两条 X 染色体中的一条在携带致病基因时发生了最普通的性连锁异常，通常女儿不患病但能将疾病再传给她的儿子。主要有色盲、血友病等。

（4）多基因遗传病：由许多基因与别的基因或与环境因素相互作用产生，发生概率较低。包括唇裂、先天性畸形足、脊柱裂等。

（5）染色体病：亲本的生殖细胞在发生过程中出现畸变所致，常见的为三体性染色体异常。

3. 多因素条件

遗传疾病的产生除上述可能的诱因以外，有些疾病的产生不单是基因的问题，而是染色体本身出了问题，比如多了一条染色体，或者少了一条染色体。

（二）后天因素对婴幼儿健康状态的影响

1. 饮食

0～3岁是婴幼儿发育的关键时期，任何一种营养素的缺失都会影响婴幼儿的健康状态。例如，缺乏维生素D会引起佝偻病，缺乏维生素B族易引起情绪激动、烦躁等。

6个月以内，纯母乳喂养可以满足婴儿每天的能量需求，6～12个月以人工喂养为主，较少发生营养不良。幼儿容易出现挑食和偏食习惯，可能会出现营养不良，照护者应定期给幼儿做体检，如果发现发育滞后，及时咨询保健医生，在医生的指导下调整饮食结构。

2. 睡眠

睡眠就像呼吸一样，是人的生理需求。人的一生有三分之一的时间都在睡眠中度过。健康的睡眠是人体最有力的防护罩，不仅能使人恢复精力，还能提高人体的免疫力。人在睡眠时，体内会产生一种来自淋巴和骨髓的保护物质。因此，婴幼儿需要更多的睡眠来提高免疫力，以达到抗病的目的。不同年龄段婴幼儿的睡眠时间有所不同（见表4-1）。

表4-1 不同年龄段婴幼儿的适宜睡眠时间

年龄阶段	适宜睡眠时长
新生儿	18～22小时
1岁以下	14～18小时
1～2岁	13～14小时
2～4岁	12小时
4～7岁	11小时

人体中各个组织、器官和系统各司其职。但是，如果婴幼儿的睡眠时间不足，就会使其中的某个器官因为疲劳过度而"罢工"，由此引起一系列的连锁反应。

3. 锻炼

经常锻炼既能预防疾病，也能增强耐力和消化功能，促进睡眠，减轻压力，放松心情，缓解焦虑。

锻炼可分为三大类：有氧锻炼、柔韧锻炼及力量锻炼。有氧锻炼通过增加心率和呼吸频率，来增加肌肉所需的氧气，包括慢跑、快走、骑自行车、跳舞、游泳等；柔韧锻炼包括静态拉伸、动态拉伸等，使身体更柔软，更容易控制，有助于保持体力；力量锻炼可以增加肌肉质量，保持骨密度，提高体力和平衡力。

锻炼对婴幼儿益处颇多，应根据婴幼儿的生理特点，结合年龄特点和机体的健康状况，合理地安排锻炼方式及运动强度，采取由易到难、由简到繁、由短到长、由小量到大量的原则逐步进行锻炼，以保证婴幼儿神经、呼吸和心血管各系统具有一定的适应能力。

如果在不适合的时间强行锻炼则有可能损害身体健康，甚至造成生命危险（见表4-2）。

表4-2　不适合锻炼的时间及必须停止锻炼的信号

不适合锻炼的时间	必须停止锻炼的信号
发热	胸痛或胸闷
咽喉疼痛	手臂、颈部或下颌疼痛
咳嗽伴有痰	头晕目眩、心悸、恶心
尿痛	视物模糊
肌肉和关节痛	气喘、眩晕

4.卫生与疾病

良好的卫生习惯可以使孩子受益终身，如饭前便后坚持正确洗手六步法（见图4-2）、勤剪指甲、勤洗澡和勤换衣等。对于婴幼儿来说，良好卫生习惯的养成不仅有利于生长发育、预防疾病、增强体质，还能促进其身心健康发展。

1.掌心相对，手指并拢，相互搓擦。

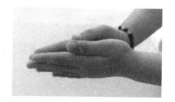

2.手心对手背，沿指缝相互搓擦。

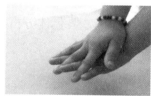

3.掌心相对，双手交叉，沿指缝相互搓擦。

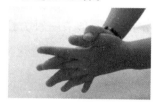

4.一手握另一手拇指，旋转搓擦。

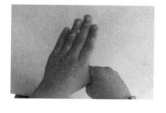

5.弯曲各手指关节，在另一手掌心旋转搓擦。

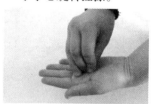

6.搓洗手腕，双手交换进行。

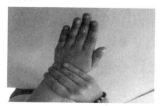

图4-2　正确洗手六步法

婴幼儿处于快速成长期，其整体免疫力和预防疾病的意识都弱于成年人，因此容易患各种疾病。家长不要凭经验随意处理孩子病情，需及时就诊，切记不要盲目用药。

5.情绪

情绪是人对客观事物的态度及体验，它是一种以人的需要为中介的心理活动，反映的是外界客观事物与人主观需要之间的关系。因此，"体验"是情绪的基本特征，通常情况下，需求获得满足就会产生积极的情绪，反之则会产生消极的情绪。

常见的情绪包括喜、怒、忧、思、悲、恐、惊等，情绪体验能激活生理感觉，并影响生理功能。婴幼儿的情绪常常受到父母的影响，如果父母过于情绪化，婴幼儿的心理健康会受到影响。父母偶尔发脾气是教育婴幼儿的一种有效手段，但是经常发脾气就会给婴幼儿传递一种不满的情绪，对婴幼儿身心健康造成严重影响。

三、个体影响因素的评估

（一）遗传因素的评估

1. 收集家族病史

建立规范的基因档案，首先应收集家族病史，可以先用个人健康记录来记录病史，然后再用类似的方法，为父母、子女、孙子/孙女、兄弟姐妹、祖父母及曾祖父母做类似的病史档案。

对于已经去世或者夭折的亲人，应及时向亲属或者当地卫生部门了解死亡原因，制作家庭关系图，标上种族、地理起源等信息，这对后代的健康评估有很大的帮助。

2. 基因检测

基因检测一般有三种方法：生化检测、染色体分析以及 DNA 分析。

（1）生化检测是通过化学手段，检测血液、尿液、羊水或羊膜细胞样本，检查相关蛋白质或物质是否存在，既可用于诊断某种基因缺陷，还可用于新生儿接受某些诊断。

（2）染色体分析直接检测染色体数目及结构的异常，不检查某个基因的突变或异常，通常用来诊断胎儿的异常。

（3）DNA 分析主要用于识别单个基因异常引发的遗传性疾病。医生常使用"探针"搜索突变基因，在有些情况下，找到突变基因就意味着被检查者患某种疾病或者患病的概率较高。

（二）后天因素的评估

1. 评估内容

后天因素影响婴幼儿健康状态的评估内容见表 4 - 3。

表 4 - 3　后天因素影响婴幼儿健康状态的评估内容

评估项目	评估内容
饮食	饮食的种类、数量、质量、次数，饮食的咸淡，饮食的时间等。
睡眠	睡觉的时间、地点、环境，睡眠的质量、数量等。

续表

评估项目	评估内容
运动	运动的时间、地点、环境，运动的频率、负荷量等。
卫生、疾病	生活起居卫生习惯，生病的次数、诱因、持续时间等。
情绪	情绪波动的时间、次数、地点，情绪波动持续的时间等。

2. 评估方法

（1）收集资料。

1）主观资料：通过询问家长了解婴幼儿的饮食、睡眠、卫生、疾病、运动、情绪等方面的基本情况，做好记录。

2）客观资料：查阅婴幼儿的体检报告、病例记录等原始资料。

（2）测量。

测量婴幼儿的身高、体重、运动能力、情绪表达等方面的情况，做好记录。

（3）逻辑分析。

将上述资料进行逻辑分析，对婴幼儿健康状态做出综合判断。

第二节　家庭环境影响因素分析与评估

一、家庭环境影响因素概述

家庭是伴随婚姻制度而出现的最古老、最持久和最普遍的社会基本构成单位，是最小的社会活动的组织形式，也是个人与社会联系的最基本的单位。传统意义上的家庭是指基于法定血缘、婚姻、监护或领养关系，由两个或两个以上的成员组成的社会共同体。最基本的家庭类型有两种：传统家庭和非传统家庭。传统家庭是指因合法的婚姻关系而居住在一起，并且因孩子的出生家庭成员随之增加的模式；非传统家庭则是指除传统家庭以外的家庭，例如单亲家庭、重组家庭等。

（一）家庭结构

家庭结构是指家庭成员组成的类型及成员间的相互关系，主要包括家庭外部结构——人口结构，内部结构——权力结构、角色结构、沟通过程和家庭价值观等。家庭结构影响家庭成员的身心健康，同时也影响社会的和谐发展。

1.人口结构

人口结构即家庭类型，指家庭的人口组成。按人口结构，家庭可分为核心家庭、主干家庭、单亲家庭、重组家庭等。

2.权力结构

权力结构是指家庭成员之间的权力支配，如谁是家庭主要意见的决策者。家庭权力结构的基本类型有四种：传统权威型、工具权威型、分享权威型、感情权威型。

3.角色结构

角色结构是指家庭对每个家庭成员所期待的行为和规定的家庭权利、职责与义务。例如，父母有抚养子女的义务，同时子女有赡养父母的义务。

4.沟通过程

沟通过程是指家庭成员传递信息的过程。良好的沟通方式是家庭内部和谐的保证。

5.家庭价值观

家庭价值观是指家庭成员对家庭生活的行为准则和生活目标的共同态度、基本信念，家庭价值观是否相同会影响家庭内部结构。

（二）家庭养育

家庭养育过程是一个由多因素决定的系列行为集合，它广泛地受到父母的成长史和人格、子女的特征以及压力或支持的情境因素的影响。不同的家庭通常采用不同的养育方式。养育方式即父母在日常生活过程中对子女成长所表现出的稳定的态度和行为，及其对孩子的发展产生的整体影响。

顾明远（1998）等研究者认为，养育方式从定义上可以分为：狭义的，指父母在对待年幼子女的一种教育方式；广义的，指家里的每个个体之间所起到的相互教育作用。

家庭环境是指以家庭这一社会群体为核心形成的物质条件和精神条件的总和，是形成并影响家庭教养方式的重要前提。

二、家庭环境对婴幼儿健康状态的影响

（一）家长身心健康

相关研究表明，父母的愤怒会毁坏孩子的适应能力。父母在工作不顺、情感受到挫伤时常会对婴幼儿爆发不良情绪。目前，许多家长只注重婴幼儿的身体健康，殊不知父母的情绪对婴幼儿有着强烈的感染力，会对婴幼儿的身心健康造成严重的影响：

1. 影响婴幼儿的个性发展

家长常对婴幼儿发脾气甚至动手打婴幼儿，会使婴幼儿缺乏安全感、性格孤僻甚至会憎恶父母，导致家庭不和。

2. 影响婴幼儿的心理健康

父母在情绪暴躁的情况下常会责骂婴幼儿，用消极的话刺激婴幼儿，这些负面影响会在婴幼儿内心生根发芽，之后会产生自卑、自残、打架斗殴等问题。

家庭环境影响
孩子的性格

3. 影响婴幼儿未来的成长

父母是婴幼儿最好的老师，家长的一言一行婴幼儿都会模仿，不健康的行为会潜移默化地影响婴幼儿未来的发展。

（二）家庭生活方式

家庭生活方式是指人们在一定的社会条件制约下和价值观念的引导下所形成的，满足自身生活需要的全部活动形式与行为特征。家庭生活方式包括衣、食、住、行以及闲暇时间的利用等。婴幼儿期正处于高度模仿期间，家庭生活方式是否健康会直接影响婴幼儿身心健康的发展。

家庭生活方式对婴幼儿的影响主要体现在以下几个方面：

1. 饮食习惯

饮食是人类生存以及维护个体健康的基础。据世界卫生组织的调查统计数据显示，在众多影响身体健康的因素中，饮食习惯这一因素所占比重高达55%。而在人体发育过程中，婴幼儿阶段是饮食习惯养成的关键时期。婴幼儿饮食习惯对于增强机体的新陈代谢、维持身心健康、预防疾病等都有一定的作用。

2. 起居习惯

健康的起居习惯对婴幼儿的睡眠、健康、发展都有重要影响，应重视日常生活行为习惯的教育，从小注重培养，建立良好的卫生习惯。如科学刷牙的习惯，饭前便后洗手的习惯，坐、立、行、卧的良好姿势，爱清洁、良好的用眼习惯等。养成教育比矫正教育更为有效，应从小培养健康的生活起居习惯。

3. 消费方式

婴幼儿处于父母庇护之下，身心尚未发育完成，其消费绝大部分是通过家长间接完成的，婴幼儿的消费经验也是通过模仿父母的消费行为而获得的，所以家庭消费方式对婴幼儿消费观的影响是最直接和最主要的。家庭合理的消费过程可以提高婴幼儿对金钱的认识，培养正确的购物方式和消费理念。

4.休闲方式

现代家庭的休闲方式呈现出集体化、多元化的特征。通过合适的休闲活动可观察和了解孩子的个性、兴趣与专长，发掘其潜能，还能建立良好的亲子关系。亲子活动中父母所承担的不仅是家长的角色，还扮演着婴幼儿的玩耍伙伴的角色。

（三）家庭养育方式

养育从本质上说是建立一种亲子关系。美国心理学家鲍姆林德提出了四种养育方式：专制型、权威型、放纵型、忽视型。建立一个安全稳定的依恋关系是理想亲子关系的核心。家庭养育方式在婴幼儿成长过程中发挥着重要作用。良好的养育方式有利于婴幼儿身心健康，不良的养育方式将在一定程度上对婴幼儿的生长发展起阻碍作用。

鲍姆林德关于父母养育方式的分类

家庭养育方式不仅对婴幼儿的性格、健康非常重要，而且对婴幼儿的生活起居、饮食、睡眠、生活技能的养成、安全教育、疾病的预防及处理等技能的培养等都非常重要。

（四）家庭环境安全

家庭环境是婴幼儿最初的也是最重要的环境，其安全主要包括家庭居住环境安全和家庭安全等方面。家庭居住环境安全包括环境的整洁、采光、温度、湿度、噪声等，这些对婴幼儿的心情、睡眠等方面有直接的影响；同时，家庭居住环境的安全隐患也可能对婴幼儿的身心健康造成一定的影响，例如婴幼儿跌倒、磕碰、触电、烫伤等。家庭安全包括食品安全、厨房安全、药品安全等。

1.食品安全

食品安全是维持人们正常生活与健康的重要因素。变质的食物产生的致病菌，肉眼是无法观察到的。食物中毒常会引发严重问题，如急性腹泻、肾衰竭等情况，严重危害婴幼儿的健康。

2.厨房安全

厨房是家中危险系数最高的地方，易发生如碰伤、烫伤或烧伤等意外。对于婴幼儿来说，厨房是新奇、神秘的场所，家长要跟婴幼儿讲明厨房内存在的危险，避免婴幼儿单独进入厨房。

3.药品安全

婴幼儿处于生长发育阶段，机体脆弱，用药一定要谨慎。患病期用药正确，对婴幼儿的恢复效果起着至关重要的作用。婴幼儿用药前应阅读药品说明书，谨遵医嘱，使用儿童专用药，切记不能凭经验用药。

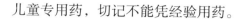

托育资讯

"家庭托育园"现状

根据国家卫健委"托育机构信息公示平台"发布的数据，截止2023年2月末，平台共公示备案托育机构总量为22 838家。全国共有4家使用"家庭托育"名称关键词的机构，2家在浙江省，2家在山东省。

浙江省的两家机构是"×××家庭托育服务有限公司"及其"×××分园"，备案时间分别是2022年4月和8月，两家机构可能采用了"一证多址"的登记方式。

山东省的2家机构中，最早的一家备案时间为2022年11月。根据时间点推测，此机构是济南市卫健委制定印发《济南市家庭托育点管理办法（试行）》后首家完成备案的济南市家庭托育机构。

两个不同地区的家庭托育机构的成功备案，标志着"家庭托育"进入了实质落地探索发展的新阶段。

三、家庭环境影响因素的评估

（一）评估内容

家庭环境因素对婴幼儿健康状态影响的评估主要从家长身心健康、家庭生活方式、家庭养育方式和家庭环境安全几个方面进行（见表4-4）。

表4-4　家庭环境因素对婴幼儿健康状态影响的评估内容

评估项目	评估内容
家长身心健康	家长的身体健康、心理健康、家族病史、情绪、文化素质、态度等。
家庭生活方式	饮食的口味、次数、时间等；家庭作息时间、卫生习惯、居住环境等；家庭消费观念，消费水平、频率等；休闲的方式、次数、时长、参与人数等。
家庭养育方式	放纵型、专制型、权威型、忽视型。
家庭环境安全	家庭或楼道有无灭火器，室内的整洁度、温度、湿度、噪声情况，阳台和家具有无防护，安全用电情况等；食品的保质期、加工方法、储存方法等；厨房危险物品的摆放位置、厨房有无安全措施等；药品的摆放位置、有效日期等。

（二）评估方法

1. 交谈

婴幼儿年龄较小，可以从其监护人处了解个体的家庭生活方式（如饮食习惯、睡眠、运动等)、家庭养育方式、家庭环境，以及相关的健康、医疗情况（如免疫接种、体检等）。

2. 观察

观察内容包括个体的家庭居住条件、环境，家庭成员结构、衣着、饮食，家庭成员间的亲密度、彼此关心照顾的程度，家庭权威结构，家庭沟通方式，家庭的生活方式等。

关注家庭居住环境、厨房、食品、药品的安全问题，家电有无老化问题，厨房是否为开放式，药品存放是否安全，食品选材是否新鲜等。

3. 量表测评

可采用家庭环境量表（FES）、家庭环境观察评定量表（HOME）、父母教养方式量表（PBI）等，对个体的家庭功能状况及其从家庭中得到的支持情况进行测评。这些量表多由国外专家设计，与我国国情不完全切合，需要结合交谈和观察等方法收集的资料进行综合分析。

第三节　园所环境影响因素分析与评估

托幼机构是对婴幼儿进行集体教养的专业机构，对婴幼儿所在的园所环境进行必要的评估是保障婴幼儿在园所健康生活的重要条件。

一、园所环境影响因素概述

（一）园所物质环境

园所物质环境分为广义和狭义两个方面。广义的园所物质环境是指对园所教育产生影响的一切自然环境与人工环境中的物质要素的总和，包括自然风光、城市建筑、社区绿化、园所物质条件、居室空间安排、室内装潢设计等。狭义的园所物质环境是指园所内对婴幼儿发展有影响作用的各种物质要素的总和，它是可见的、有形的环境，包括园舍建筑及室内外各种设施、设备和用具，园内装饰、场所布置、设备条件、物理空间的设计与利用，以及各种材料的选择与搭配等。

幼儿园走廊的设计

（二）园所文化

广义的文化是指人类在社会历史发展过程中所创造的物质财富和精神财富的总和。狭义的文化是指人们普遍的社会习惯，如衣食住行、风俗习惯、生活方式、行为规范等。特定的园所文化是在民族传统文化、区域传统文化、园所物质环境等的影响下形成的，具有鲜明的时代和区域特点。

（三）保教方式

"保教"是指在托幼机构、社会福利机构及其他保育机构中，对婴幼儿进行保健、养育和教育。其中，保健、养育的主要内容是保护婴幼儿安全和卫生健康。

二、园所环境对婴幼儿健康状态的影响

（一）园所物质环境的影响

婴幼儿正处于生长发育阶段，身体各方面器官发育尚不完善，身体机能与成年人相比也较弱。婴幼儿呼吸系统中的中气管和支气管较为狭窄，管腔内黏膜柔嫩，血管较多，黏液腺的分泌不足，易受损伤，这就要求园所的坐落位置一定要远离污染区，室内通风良好、阳光充足。园所设备要达到健康标准，尤其是室内设施的甲醛含量一定要符合标准。

（二）园所文化的影响

园所文化是指园所主体在整个园所生活中所形成的具有独特凝聚力的园风园貌、制度规范和精神气氛等，其核心是园所在长期的办学过程中所形成的共同的价值观念、思想观念和行为方式，它是园所特有的且为园所大多数成员共同遵循的最高目标、价值标准、基本信念和行为规范。

物质文化是文化层面最显而易见的一层，比如班级内的文化环境布置，是否符合班级特点或婴幼儿年龄特点。盥洗室防滑、防烫、节约用水等标志无形中引导婴幼儿学习安全知识，树立环保意识等。精神文化是园所文化的观念层，是园所在长期实践中所创造积淀并遵循的文化传统、价值观念和行为习惯等方面的结晶。它虽是无形的，但对婴幼儿的影响是广泛的、持久的、潜移默化的，是决定园所内部环境质量的关键因素。

（三）保教方式的影响

"保"和"教"是婴幼儿教育整体的不同方面，对婴幼儿的发展起着重要作用。"保"是指"保育"，侧重于婴幼儿的身体养护与生活照顾；"教"是指"教育"，侧重于对婴幼儿知识、技能的传授和学习，按照幼儿五大领域的要求开展有针对性的教育活动。

婴幼儿期是人一生发展的关键期之一，教师和家长对孩子发展的作用不可忽视，尤其是托幼机构保教方式的选择对婴幼儿的健康影响极大。目前主要的保教模式有两种：一种是保教分离；另一种是保教结合。这两种模式对婴幼儿的身心健康有着不同的影响。

1. 保教分离模式

现阶段很多托幼机构对保教的观念有所转变，但是个别园所还是将"保"和"教"分开实施，保育工作主要针对婴幼儿体检、生活习惯、饮食营养、安全活动、卫生疾病等问题；教育工作主要关注婴幼儿的知识掌握、技能学习等情况。保教分离模式使得保育员和教师只注重各自的工作，责任分散，常会出现互相推脱的现象，这样不利于培养婴幼儿良好的生活能力和实践能力。

2. 保教结合模式

保教结合强调婴幼儿身体、心理和社会性三方面的和谐健康发展，不能顾此失彼。托幼机构工作目标应该包括促进婴幼儿身体发育，增进婴幼儿对环境的认识，培养婴幼儿信心等良好的个性心理品质和行为习惯以及感受美与表现美的能力。坚持保教结合是由婴幼儿的年龄特点和教育性质决定的，年龄小偏重保育，年龄大则偏重教育，两者应相互渗透、相互结合，做到"保中有教，教中有保"。

三、园所环境影响因素的评估

（一）评估内容

园所环境影响因素的评估内容见表 4-5。

表 4-5　园所环境影响因素的评估内容

因素	评估项目	评估内容
园所物质环境	园所基本情况	园所远离污染区、喧闹区；园地面积大小和园地布置风格、材料；建筑物布置合理。
	班级室内布置	教室宽敞明亮、阳光充足、空气新鲜、地面干净；桌椅高度符合婴幼儿身高，桌椅、门窗、窗台、吊灯、黑板、电视的安全系数，楼梯护栏、走廊的安全措施；墙壁壁纸材料、主题等。
	室外活动区域	绿化面积、室外空气、室外活动场地面积和整洁度；地面材质和平整度、围墙和栅栏材质及安全性；游戏设备材料、设备安全系数等。
	饮食	食堂干净整洁，食材新鲜、有营养，饮食区的环境、面积、卫生情况，餐具的材质、卫生、安全情况，饮用水的温度等。
	盥洗和厕所设备	盥洗室卫生、地面，洗手台材质、高度，洗手液、水温、面巾；厕所卫生、地面，厕所分男、女，厕所冲水按钮等。
	休息室	空气质量、房间整洁度；隔音效果、睡眠环境、灯光；床位高低、有无护栏、床间距、安全系数等。
	玩教具、图书	教具、图书、文具、玩具材质，安全系数，干净整洁，种类齐全等。
	其他	园所内其他关系婴幼儿健康的物质环境。

续表

因素	评估项目	评估内容
园所文化	物质文化环境	班级教室、图书室、大厅、走廊、楼梯、功能室、零散区域、盥洗室、卫生间、主题墙、家园联系栏、户外体育设施、地面、绿化等。
	精神文化环境	组织活动的形式、内容；领导的观念、文化修养；教师的素质、文化修养、执行力；园长与教职工、园长与婴幼儿、教师与婴幼儿之间的关系等。
	制度文化环境	规章、习俗、园规、条例、公约、教学常规、工作手册、保育措施、岗位职责等。
保教方式	管理工作	认真贯彻执行中央文件精神，有具体实施办法和要求；制定科学、合理、实用有效的保教工作制度、教师岗位职责、绩效考核等制度；每月对教师进行保教检查，有检查记录等。
	教学工作	尊重婴幼儿身心发展规律和学习特点，制订科学的教学计划；做到保教结合、保教并重，将保育工作贯彻到婴幼儿一日生活和学习中，如活动的动静交替、学习和区域活动的安全卫生；教学内容、形式、方法符合婴幼儿的年龄特点等。
	卫生保健工作	贯彻执行以预防为主的方针，卫生防疫工作落实到位，采取措施降低发病率；坚持定期健康检查；重视饮食安全与营养。

（二）评估方法

1. 交谈法

婴幼儿年龄较小，可以与其监护人交谈，了解婴幼儿所在托幼机构的物质环境、文化、保教方式等情况。

2. 实地考察

对被评估个体所在托幼机构进行实地考察（以游戏场所维护检查为例），填写检查表（见表4-6），给出整改措施。

表4-6 游戏场所维护检查表

项目	维护问题	细节和追踪	整改措施和时间
游戏区域检查	垃圾、碎片、其他危险物质		
	围栏或其他安全屏障的间隙（困住婴幼儿的危险）		
	损坏的门闩和不能正常工作的门锁		
	电缆、绳、电线（缠住婴幼儿的危险）		
	腐烂或断裂的木质结构、长凳、桌子等		
	绊倒婴幼儿的危险		
	静止的水域、排水系统		
	沙坑的维护（保护措施）		
	塑料设备的裂痕		

续表

项目	维护问题		细节和追踪	整改措施和时间
游戏设施检查	坚硬的凸起、尖角或边缘			
	能卡住婴幼儿头的位置			
	容易导致挤压的地方			
	玩具、游乐设施等生锈或油漆脱落而暴露的金属			
	设施与地面连接部位的腐蚀、生锈或磨损			
	设施损坏或零件丢失			
	设施下面的防护表面是否达标			
	其他问题			

资料来源：徐韬，王硕. 儿童安全促进方案. 2版. 北京：北京大学医学出版社，2018：57.

第四节　社区环境影响因素分析与评估

社区环境作为一种婴幼儿教育环境，对婴幼儿在初步认识社会、培养情感以及良好道德品质等方面具有潜移默化的影响。此外，社区环境具有显著的社会性。婴幼儿在社区环境中活动，置身于一定的社会组织和社会关系之中，社区环境向婴幼儿展示了相较于其他教育环境更丰富、更复杂、更生动的一面。社区环境还具有共享性，即生活在社区内的每一个婴幼儿共同拥有同一社区环境，社区环境为社区内的婴幼儿所共享。

一、社区环境影响因素概述

社区是若干社会群体或社会组织聚集在某一个领域里所形成的生活上相互关联的大集体，是社会有机体最基本的内容，是宏观社会的缩影。社区环境影响因素可分为社区物质环境和社区文化环境。

（一）社区物质环境

广义的社区物质环境是指构成社区物质环境的基本要素，包括气候、地形、地貌、水文、土壤和动植物。狭义的社区物质环境是指社区的区位、规划的范围，社区内的绿化、净化和美化状况，社区的生活环境、消费状况和治安状况等。

社区健身器材的使用

（二）社区文化环境

从广义的社区环境来看，影响社区存在与发展的各种非经济因素，构成了社区的文化环境。这些文化环境包括社会的性质与制度、行政体制的变动、传统的道德观念与风俗习惯。从狭义的社区环境来看，文化环境主要指社区的人文环境、生活习惯和人际关系状况。

二、社区环境对婴幼儿健康状态的影响

除了家庭，社区是婴幼儿生活最重要的活动场所，也是婴幼儿人生观、价值观、世界观形成的发源地之一。

（一）社区物质环境的影响

社区物质环境作为社区环境的重要组成部分，在现代社会越来越凸显出对社区婴幼儿身心发展的重要作用。如社区生活服务方面的配套是否完善、附近学校办学水平的高低等都会对婴幼儿的成长与发展产生重要影响。

（二）社区文化环境的影响

社区文化环境主要包括物质文化环境、精神文化环境和制度文化环境。社区的物质文化环境直接影响婴幼儿的生活健康。社区的精神文化环境对婴幼儿卫生习惯以及文明言行举止的养成有一定的促进作用。社区的制度文化环境会对婴幼儿产生一种榜样示范作用，促使婴幼儿生活不断规范化和有序化。

三、社区环境影响因素的评估

（一）评估内容

社区环境影响因素的评估内容见表4－7。

表4－7　社区环境影响因素的评估内容

类型	评估项目	内容
社区物质环境	社区的基本情况	社区的地理位置、面积、人口密度；建筑风格、建筑材料；地面，社区绿化面积，空气、水的质量等。
	生活服务	娱乐健身设施数量、质量、安全性；社区内停车场位置、收费标准，路灯、垃圾箱、专门的保洁人员；图书馆或书店、公共厕所；超市、商场、菜市场及其位置、物价等；餐馆、店铺、网吧的数量、安全性等；公园、游乐场的数量、质量；公交车站、地铁站的位置等。

续表

类型	评估项目	内容
	医疗服务	诊所、医院或药房的位置、数量、医疗设备、医疗人员的专业水平、医疗环境等。
	教育服务	附近学校或教育机构的位置、种类、数量，办学水平、师资水平、学校资源等。
	治安服务	治安服务机构的位置、人员数量和素质等。
	其他	其他相关物质环境。
社区文化环境	物质文化环境	社区绿化、健身设施、墙面文化宣传、宣传栏、垃圾桶、广场、公园、游乐场、公交车站、图书馆等。
	精神文化环境	社区活动的形式、种类、内容，社区管理者的观念、文化修养，社区管理者与居民、居民之间、婴幼儿之间的关系等。
	制度文化环境	社区规章制度、安全管理条例、卫生管理条例、工作手册、保护措施、岗位职责等。

（二）评估方法

1. 调查法

通过问卷的形式调查被评估婴幼儿个体或监护人，了解婴幼儿所在社区的物质环境、文化环境等情况。也可通过与婴幼儿个体及其亲属交谈，进一步获取资料。

2. 实地考察

对被评估的婴幼儿个体所在的社区进行实地考察，了解社区所在地的气候、空气、水、社区建筑、社区设施、居民素质、邻里之间的关系、社区制度、安保措施等物质环境和文化环境指标。

第五节　自然环境影响因素分析与评估

自然环境亦称物理环境，它是指一切环绕于人类周围，能直接或间接影响人类生活的物理因素的总和，如大气、水、其他物种、土壤、岩石、矿物、太阳辐射等。

一、自然环境影响因素概述

（一）气候环境

气候是大气物理特征的长期平均状态，与天气不同，它具有稳定性。气候以冷、暖、干、湿等特征来衡量，通常由某一时期的平均值和离差值表征。在气候环境中，物候与其密切相关。物候是指植物在一年的生长中，随着气候的季节性变化而发生萌芽、抽枝、展叶、开花、结果及落叶、休眠等规律性变化的现象，与之相适应的树木器官的动态时期称为生物气候学时期，简称物候期。

（二）环境污染

环境污染是由人类直接或间接地向环境中添加某种物质超过了环境的自净能力而产生的。环境污染使环境的构成或状态发生了变化，导致环境素质下降，扰乱和破坏了生态系统，对人类的正常生产和生活条件产生不利影响。

二、自然环境对婴幼儿健康状态的影响

（一）气候环境的影响

气候与人类的身体健康有着密切的关系，人类生活在大自然的环境中，脱离不了气候环境。气候环境包括很多气象要素，作用于人体的主要因素有气温、气压、湿度、风速、日照等，这些气象因素可以对人体的代谢功能和内分泌功能产生不同的影响。良好的气候环境可以促进人的健康。

自然环境对
婴幼儿的影响

1. 极端天气

在全球气候变化的情况下，极端天气也日趋频繁和剧烈。高温、飓风、暴风雨、干旱和洪水等极端天气，直接影响饮用水、食物、居所、社会环境等一系列健康所必需的条件，直接或间接地影响人类的健康和寿命。

2. 传染性疾病

传染性疾病是一种能够在人与人之间或人与动物之间经过各种途径相互传播并广泛流行的疾病。婴幼儿经常在室外活动，与细菌接触的机会较多，如不注意个人卫生，很容易受到通过空气、接触和蚊虫叮咬等传播的传染性疾病的威胁。如疟疾是一种气候敏感型虫媒传染疾病，由于婴幼儿免疫系统发育不完全，疟疾流行期间首当其冲的就是婴幼儿。

3. 食物安全性

高温容易使食物变质产生有毒病菌，如产生沙门氏菌。同时，温度升高也会使食物被破坏和污染的可能性增大。婴幼儿消化系统还不健全，加之对食物的安全意识不够，很容易受到疾病的困扰。

（二）环境污染影响

现代社会大量开发地球资源，在带来经济效益的同时，也使水、空气和土壤受到污染，危害人类的健康。婴幼儿处于个体发育的早期阶段，组织器官在快速生长发育中，对环境污染特别敏感，造成某些特异性疾病发病率明显增高。

1. 空气污染

空气污染会使肺炎、哮喘、过敏性鼻炎和其他呼吸道疾病的发病率急剧升高。另外，地表臭氧会使人群哮喘的发病率增加，降低地表臭氧密度能有效减少婴幼儿呼吸道感染等相关疾病的发病率。

2. 氟中毒

氟是卤族元素中最活跃的非金属元素之一，是人体必需的微量元素之一，氟缺乏可导致婴幼儿患龋齿的可能性增加。氟的安全范围比较窄，过量易引起氟中毒，主要有氟斑牙、氟骨症等类型，具有地域性。地域性氟中毒目前尚无特效治疗方法，主要是减少氟的摄入和吸收，促进氟的排泄，增强机体抵抗力，适当进行对症处理。婴幼儿最好避免使用含氟牙膏。

3. 铅中毒

铅是污染物中毒性很大且具有神经毒性的一种重金属元素，其可通过消化道和呼吸道进入人体，主要累及神经、造血、消化、心血管等系统和肾脏。婴幼儿好动，探索外界事物时容易将铅摄入体内，婴幼儿消化道吸收铅的能力较成人高 5～10 倍，但排泄铅的功能较差，血脑屏障功能发育不成熟，血铅浓度高时会对神经系统造成损害。

婴幼儿铅中毒伴有某些非特异性的临床表现，如腹隐痛、便秘、贫血、多动等。血铅 ≥ 700μg/L 时可伴有腹绞痛、昏迷、惊厥等表现。婴幼儿在生长过程中出现生长迟缓、语言发育异常、贫血、注意力或行为异常，特别是家长在铅污染环境工作或者在铅污染地区居住，都应引起高度重视。对于高危地区小于 6 岁的婴幼儿，应定期进行筛查，做到及早发现、及早治疗。

4. 汞中毒

汞是一种在生活中用途十分广泛的重金属，如用于制造灯具、仪器、药物等。汞中毒是接触汞使人体内汞的负荷超过一定限度而导致的疾病。食入含汞较高的海产品可造成慢性低水平甲基汞暴露。另外，汞蒸气比空气重 6 倍，多沉积在室内较低的位置，容易被婴幼儿吸收，造成汞中毒。

汞中毒在生活中并未引起足够的重视，所以需要加强有关防范汞中毒方面的教育，使人们正确对待或避免接触日常生活中汞的来源，比如水银温度计、被汞污染的草药制剂等，避免大量食用含汞高的鱼类等。

三、自然环境影响因素的评估

（一）评估内容

自然环境影响因素的评估内容见表4-8。

表4-8　自然环境影响因素的评估内容

评估项目	评估内容
气候环境	婴幼儿居住地的洪涝、干旱、飓风、暴风雪、高温等发生的次数、持续的时间；传染性疾病发生的种类、次数、持续的时间等。
环境污染	婴幼儿居住地的土质、水质、空气等的污染情况。

（二）评估方法

1. 交谈

了解个体的基本资料，通过与婴幼儿个体及其家长交谈，了解当地的自然环境特点、气候变化、重工业污染状况等资料。

2. 实地考察

对被评估的婴幼儿个体的居住环境进行实地考察，包括对空气、水、土壤等进行取样检测，了解当地的各项指标是否达标。

3. 健康筛查

对被评估的婴幼儿个体进行针对性健康检查，做到早期识别。

第六节　膳食营养影响因素分析与评估

一、膳食营养影响因素概述

婴幼儿的喂养可以分为0～2岁和2岁以后两个阶段，第一个阶段以喝奶为主，配以辅食，逐渐向吃饭过渡；2岁以后可以与成人的膳食结构接轨。婴幼儿在不同的年龄阶段，对营养成分有着不同的需求，充足合理的营养对他们来说非常重要，是婴幼儿身心全面发展必备的物质条件。

（一）婴幼儿的生理特点与喂养特点

幼儿生长发育较婴儿期减慢，但仍处在快速生长发育的时期，而且活动量较婴儿期增多，需要保证充足的能量和优质蛋白质。婴幼儿的生理特点和喂养特点见表4-9。

表4-9 婴幼儿的生理特点和喂养特点

生理特点	喂养特点
生长较快，活动量增加。	食物量充足，要满足营养需要。
咀嚼能力较弱，胃容量较小，消化吸收能力不强。	食物应以半流食和固体食物相结合，注意烹调方法；进餐次数较成人多，量少质优。
免疫功能未完善。	注意饮食卫生。
好奇心强。	适当引导，增加婴幼儿食欲。
模仿能力强，有独立进食意识。	培养良好的饮食习惯。
以形象思维为主。	食物应品种多样、色香味俱全。

（二）坚持科学喂养

合理的营养素是保证婴幼儿生长发育的物质基础，对婴幼儿的膳食质量控制要明确。科学喂养不是针对婴幼儿喂养中的某一个问题，而是整个喂养过程要坚持科学的原则。

1. 及时原则

当纯母乳或配方奶所提供的营养及能量不足以满足婴幼儿生长所需时，要及时添加辅食。不同方式喂养的婴幼儿开始添加辅食的时间不同，不能过早或过晚。世界卫生组织建议纯母乳喂养的婴幼儿从6个月开始添加辅食；人工喂养或混合喂养的婴幼儿从4个月开始添加辅食，并要把握合适的时机和正确的添加顺序（见表4-10），要根据不同月龄的喂养特点及时调整辅食的质量。

表4-10　辅食添加的正确顺序

年龄	阶段	添加补充食物	注意事项
0～4个月	纯奶期	人工或混合喂养，可喝少量水	1. 先添加蔬菜后添加水果； 2. 可用果汁调配米粉； 3. 蛋黄外深色部分不要给婴幼儿吃，易引起过敏； 4. 3岁以内一般不提供牛、羊肉，不易消化。
4个月	尝试吃的阶段	纯米粉（含铁）、蔬菜泥（胡萝卜泥、青菜泥、土豆泥、豌豆泥）、果汁、果泥（苹果、橙子、香蕉）	
5个月		蛋黄、已尝试过的食物	
6个月	学习咀嚼和吞咽阶段	鱼肉泥、简单混合物、蛋黄米粉、胡萝卜米粉、青菜泥粥	
7个月	逐步建立三餐三点模式，向家庭餐桌过渡	动物肝脏、鸡鸭茸、猪肉末、高质量的菜粥或烂面条（可添加植物油、碎菜等）	
8～24个月		手指食品（饼干、面包、蔬菜条）、粥（加鸡肉、肉末）、蒸全蛋羹（满10个月）、蟹虾肉泥、高质量的菜粥或烂面条、各色菜肴与软饭、面食	
2～3岁	提供家庭膳食平衡阶段	豆制品、鱼、肉末、面条、软饭、饺子、馄饨、小蛋糕、燕麦片粥等	

2. 充足原则

在婴幼儿的喂养过程中，应提供各种充足的营养满足其生长发育的需求，包括三大营养素、维生素、矿物质和微量元素（见表4-11），还要注意婴幼儿对能量、奶量、辅食量及提供次数的需求。

表4-11　婴幼儿食品每日推荐量

年龄	食品推荐量
4～6个月	配方奶750～900mL，含铁米粉25～50g，蔬菜10～25g，水果25～50g，鸡蛋黄1/4～1只，鱼10～25g，植物油5g
6～12个月	配方奶650～750mL，含铁米粉25～50g，蔬菜50～75g，粮食25～50g，水果50g，全鸡蛋1只，鱼25～50g，豆制品10～15g，植物油5～10g，动物肝脏15g（1周2～3次）
1～2岁	配方奶400～500mL，蔬菜75～100g，粮食100～150g，水果50～75g，鸡蛋1只，鱼禽肉50～85g，豆制品15～25g，植物油10～15g

3. 恰当原则

主要是指喂养者在喂养婴幼儿过程中落实人性化喂养，关注婴幼儿的饥饿和吃饱信号，鼓励婴幼儿自主进餐，有耐心，让婴幼儿愉快地进餐，并根据婴幼儿月龄合理安排进餐次数。同时在制备、储存辅食时保证清洁与卫生。

4. 个体化原则

每个婴幼儿都具有个体特征，喂养者要根据婴幼儿的个体体质及具体营养状况，以及化验和体检结果选择不同的喂养方式，满足其营养需求。

二、膳食营养对婴幼儿健康的影响

（一）婴幼儿膳食的合理调配

坚持全面、平衡、适量的原则，通过科学的方法调配出适合婴幼儿年龄特点的膳食，为婴幼儿提供可满足其身体发育需要的热能和各种营养素。

1. 主食

随着年龄增长，婴幼儿膳食逐渐以谷类为主食，能接受谷物及其加工食品。全谷物产品含维生素 B 族、镁、铁、纤维、蛋白质和不饱和脂肪酸，可适当选择小米、玉米、黑米等杂粮与大米、小麦搭配。

2. 蛋白质类食物

肉、鱼、乳是优质蛋白质、维生素 B 族、铁和锌的主要来源，2 岁后应选低脂肉类，如鸡肉、瘦猪肉。由于动物蛋白质的营养价值高于植物蛋白质，因此动物蛋白应占总蛋白量的 1/2。将各种食物的蛋白质混合食用，如谷类与豆类食品混合在一起食用、荤素搭配、粗细搭配等，都是促进蛋白质营养价值吸收的好办法。

3. 奶制品

如果母乳充足，对于生长正常的婴幼儿可继续进行母乳喂养至 2 岁，或每日 500mL 配方乳或鲜奶。如婴幼儿对牛奶蛋白过敏可选择低敏配方乳。2006 年美国儿科学会建议 2 岁后可适当摄入低脂奶。

4. 水分

《中国婴幼儿膳食建议指南》建议，婴幼儿每日需水分 1 250 ～ 2 000mL，约 1/2 来自饮用水、果汁等。根据季节和婴幼儿活动量决定饮水量，以不影响婴幼儿日常饮食为宜。婴幼儿最好的饮料是白开水和奶类。

（二）食物制备与安全

婴幼儿膳食质地应当较成人食物软，但不宜过碎或煮得过烂，易于婴幼儿咀嚼、吞咽和消化即可。可以采用蒸、煮、炖、煨等烹调方式，以清淡为宜。

在食材选择上，应符合卫生、安全、富含营养、有利于消化的总体要求，采购渠道正规，保证食材新鲜、卫生，每日选购数量与用量基本持平。如需要储存，一定要注意按食材的性质选择适当的储存环境和温度。

（三）餐次和进食技能

婴幼儿进餐应有规律，包括定时、定点、适量进餐。以每日 4 ～ 5 餐为宜，即早、中、晚正餐、点心 1 ～ 2 次。进餐时间 20 ～ 25 分钟 / 次为宜。如果托幼机构晚餐时间过早，婴幼儿回家应适当加餐，避免晨起发生低血糖。进食能量大致比例为：早餐 20% ～ 30%，午餐 30% ～ 35%，点心 10% ～ 15%，晚餐 25% ～ 30%。

重视培养婴幼儿自我进食技能，但不应规定进食方法（手抓、用勺或筷均可），不强迫进食。2 岁后应自我、自由进食；4 岁后能像成人一样熟练用勺或筷自己进食，喜欢参与餐前准备工作。

（四）进餐环境与礼仪

婴幼儿进餐环境应轻松、愉悦，有适宜的餐桌椅及专用餐具；进餐前应暂停其他活动，避免过度兴奋；进餐时应专心，不可边吃边玩、边吃边看电视、追逐喂养、责备或训斥婴幼儿；餐前洗手，学习用餐礼仪。3 岁左右的婴幼儿常出现挑食现象，可持续至 4 岁。家长应给婴幼儿制作可口的、营养平衡的食物，尊重婴幼儿对食物的喜好和拒绝态度，引导婴幼儿能选择有利于健康的食物。

家长应重视培养婴幼儿的进餐仪表，如嘴里有食物时不宜说话，学会用餐巾纸擦嘴，不越过别人的餐盘取食物。良好的家庭进餐习惯可使婴幼儿学到合适的进餐礼仪。

（五）零食的选择

零食是非正餐时间食用的各种少量的食物和（或）饮料（不包括水）。中国居民零食专项调查显示，超过 60% 的 3 ～ 17 岁的儿童青少年几乎每天晚上吃零食，均因为"好吃"选择零食。调查显示，儿童青少年零食提供的能量可占其所需总能量的 7.7%，接近婴幼儿点心提供的能量，同时可提供部分膳食纤维、维生素 C、钙、维生素 E 等。因此，正确指导婴幼儿适当选择和控制过多摄入零食非常必要。从营养与健康的角度看，婴幼儿应以正餐为主，不可用零食代替正餐。如需为婴幼儿选择零食，建议家长参照《中国儿童青少年零食消费指南》，选择"可经常食用"的零食，避免"限制食用"的零食。[①]

---

① 黎海芪. 实用儿童保健学. 北京：人民卫生出版社，2016：425-426.

三、膳食营养影响因素的评估

一般来讲，完整的营养评估，应包括膳食调查、体格营养状况检查和实验室检查三个部分。对于婴幼儿的膳食营养评估可以从群体和个体两个层面进行。

（一）对群体的营养评估

记账法

托幼机构在进行群体营养评估时，经常采用称重法、记账法及问询法。随着信息技术的发展，现在可以用电脑营养软件对托幼机构膳食的质和量进行分析。同时对托幼机构的婴幼儿进行血常规等检查，结合婴幼儿体格检查的结果，对该机构整体婴幼儿的营养状况进行客观了解。将三者的结果联系起来进行综合分析评估，便于找出不足并加以改进。

（二）对个体的营养评估

对个体进行膳食营养评估，包含膳食调查、体格发育评估及实验室检查三部分，这里主要介绍婴幼儿膳食调查。

0～2岁婴幼儿的膳食调查以询问法为主，主要围绕"5个喂"（如何喂、喂什么、喂多少、何时喂、何处喂）来提问，母乳的摄入量用称重法记录，配方奶可以采用记账法。在喂养过程中是否落实科学喂养的原则，是问询的重点。1岁后膳食调查的重点是膳食结构以及膳食行为的问询（见表4-12）；2岁以上则是对家庭膳食平衡及膳食行为的管理问询，遵循食物多样化、适量、按一定比例和个体化原则，保证合理的膳食结构，同时，婴幼儿膳食行为的管理对摄入充足的营养也至关重要。

表4-12 1～2岁婴幼儿膳食调查表

膳食特点	常见问题	对策
1.选择新鲜、清洁、营养丰富、易消化的食物：粮食、蔬菜、水果、荤菜、奶及奶制品、豆奶及豆制品等； 2.适宜的烹调方式，单独加工制作； 3.在良好的环境下愉快用餐，养成良好的饮食习惯； 4.合理安排零食，鼓励婴幼儿多活动； 5.保证适当的室外活动和日照时间，获得适量维生素D，促进钙、磷吸收； 6.严格餐具消毒，确保饮食安全； 7.矫正不良膳食行为，采用人性化膳食管理方法。	1.食无定质、定量、定时、定座； 2.不爱咀嚼； 3.食物未达到每天10～15种多样化要求； 4.挑食、偏食，膳食结构不合理（多荤少菜或相反、奶量过多或过少等），未按食谱设计要求及比例进食； 5.提供不合理保健品； 6.用橄榄油代替大豆油等烹调油（前者以单不饱和脂肪酸为主，后者以多不饱和脂肪酸为主）； 7.提供零食或水果过多，影响正餐。	坚持科学喂养四原则：及时、充足、恰当、个体化原则；对照"5个喂"逐一进行改进

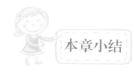

婴幼儿健康状态影响因素分析与评估	
必备知识	**操作技能**
1. 个体因素及评估内容； 2. 家庭因素及评估内容； 3. 园所因素及评估内容； 4. 社区因素及评估内容； 5. 自然环境因素及评估内容； 6. 膳食营养因素及评估内容。	1. 个人因素：收集家族病史、视诊、逻辑分析等； 2. 家庭因素：交谈、观察、量表测评； 3. 园所、社区因素：交谈、实地考察、问卷调查、逻辑分析； 4. 自然环境因素：交谈、实地考察、取样检测、体检、逻辑分析； 5. 膳食营养因素：记账法、营养评估法。

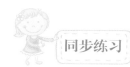

一、名词解释

基因检测　　家庭养育方式　　环境污染

二、简答题

1. 简述遗传因素对婴幼儿健康状态的影响。

2. 简述家庭养育方式对婴幼儿健康状态的影响。

3. 简述园所及社区环境影响因素评估的基本内容。

4. 简述气候变化对婴幼儿健康状态的影响。

三、分析讨论

1. 分析不同托幼机构保教方式对婴幼儿健康状态的影响。

2. 论述如何显著改进托幼机构膳食营养管理与服务水平，以更好地促进婴幼儿健康发展。

四、拓展学习与实践

1. 分组设计与实施一次社区环境因素对婴幼儿健康状态影响的综合社会实践调查活动，并撰写一份调查报告。

2. 分组设计与实施一次对某托幼机构膳食营养因素对婴幼儿健康状态影响的测评活动，并撰写一份测评报告。

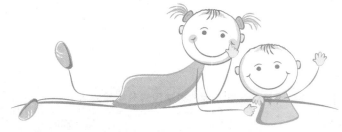

第五章 婴幼儿健康信息采集与分析

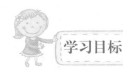

学习目标

1. 了解婴幼儿健康信息的基本类型与主要来源；
2. 了解婴幼儿健康信息的采集途径与方法；
3. 掌握婴幼儿健康信息整理与统计分析的常用方法。

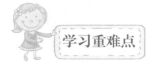

学习重难点

1. 婴幼儿健康信息采集的主要内容；
2. 婴幼儿健康信息整理与统计分析的方法。

学习方法

自主学习、集体讨论、实操练习。

1. 使学生具备对婴幼儿进行健康状态信息采集与分析的能力；
2. 使学生能够按照要求对婴幼儿健康信息进行管理；
3. 使学生具备良好的职业道德和职业素养，具有社会责任感。

第一节　婴幼儿健康信息分类与来源

健康信息是指一切与人的健康相关的各类内容，是与健康相关的各种知识、行为、技能的总称。健康信息属于敏感信息，主要用于婴幼儿个性化的保健服务。

一、婴幼儿健康信息基本分类

婴幼儿健康信息涉及各个方面，内容庞杂，为了更好地分析和利用健康资料，可根据其不同特点加以分类。

按照健康信息采集的方法可分为主观资料与客观资料。主观资料就是通过直接与婴幼儿或其监护人沟通所获得的健康资料，包括通过主诉、代诉及问询获得的有关婴幼儿健康状况的资料；客观资料是指经过体格检查、体能测试或其他辅助检查所获得的有关婴幼儿健康状况的资料。

按健康信息提供的时间，可分为目前资料与既往资料。目前资料是婴幼儿目前发生的有关健康问题的资料，包括婴幼儿基本资料、现病史、检测或检查信息等；既往资料是婴幼儿此次之前发生的有关健康问题的资料，包括既往病史、治疗史、过敏史等。

（一）基本状态信息

基本状态信息主要包括婴幼儿的姓名、性别、出生年月、民族、父母姓名、家庭住址、联系方式、血型、身高、体重、视力、听力、胸围、头围等。

（二）病史信息

病史信息即婴幼儿家族遗传病史、出生时的体重与身长、过敏药物、手术史、重大疾病史、预防接种记录、口腔保健史等。婴幼儿每次就医时需要向医生提供必要的病史资料。

（三）生活方式信息

婴幼儿生活方式主要是指婴幼儿的卫生保健活动。健康的生活方式信息包括营养信息、睡眠信息、活动与自理能力信息、家庭健康信息、社会情感健康信息等。

（四）健康检查信息

对婴幼儿的形态结构和机能发展水平进行检测和计量后，根据身体反映的数据而生成的一定格式的文档，这就是体检报告，也是重要的健康信息。当一些数据高于或低于参考值时，有时可以确诊，有时只是一个警讯。

二、婴幼儿健康信息常见来源

（一）主要来源

在医疗机构，健康信息的主要来源是通过婴幼儿本人及其监护人或负责照料的亲属获得的信息，如婴幼儿患病的经过及感受、对健康的认识及需求、对治疗及发展的期望等。

在托幼机构，健康信息一般由家长完整填写婴幼儿健康信息表，并与婴幼儿免疫接种记录一起上交来获得。也可以由机构工作人员与家长面对面讨论并登记婴幼儿的健康信息。

（二）次要来源

健康信息的次要来源是通过对婴幼儿体格检查、体能测试、实验室检查或其他辅助检查所获得的健康资料。此外，还可从其他人员或记录中获得所需资料，如家庭成员或其他与之关系密切者、卫生保健人员、目前或以往的健康记录或病历等。

第二节　婴幼儿健康信息采集途径与方法

一、婴幼儿健康信息采集途径

婴幼儿健康信息主要通过访谈、观察和体检三个途径进行采集。

（一）访谈

访谈是在一定研究目的的指导下进行的明确而有序的交谈过程，是采集健康信息的第一步。进行现场访谈要与被访者建立信任关系，尊重被访者的意愿，合理安排访谈顺序，使用通俗易懂的语言进行沟通，边访谈边进行整理，便于及时发现问题、纠正差错。

（二）观察

观察是根据一定的研究目的、研究提纲或观察表，在现场对观察对象进行直接观察、检查、测量和计数而取得资料的方法。观察主要是耳闻眼看，具有目的性、计划性、系统性和可重复性等典型特征。

（三）体检

对健康的婴幼儿进行定期或不定期的体检，主要是对人体形态结构和机能发展水平进行检测和计量。通过体检，可以了解婴幼儿生长发育情况和健康状况，早期及时发现一些隐匿性疾病和生理异常，便于及早采取矫治措施，这也是保护婴幼儿健康成长的重要方法之一。

体检主要包括体格检查、健康筛查、每日健康检查。

1. 体格检查

婴幼儿的体格检查项目主要包括生长发育检测、血液检查、五官科检查、性器官检查和骨科检查。通过婴幼儿体格检查，可以全面衡量婴幼儿的生长发育情况，及时发现异常，及时进行治疗和矫正；定期组织体格检查，还可以从健康资料的前后对比中看到婴幼儿生长发育和健康状况的动态变化，起到追踪观察的作用。

托幼机构应当建立婴幼儿体格检查制度和婴幼儿健康卡或档案。每次体格检查后都要对资料和信息进行整理、分析并评估，检查和评估结果要向家长公布，向家长宣传科学育儿知识。对体检中发现的问题，要及时与家长沟通，及时带婴幼儿做相应的专项检查，做到防治结合。为了系统地观察婴幼儿的健康状况，体检表格或体检卡片要妥善保管、连续使用。

常见婴幼儿发育迟缓的指征见表 5-1。

表 5-1　常见婴幼儿发育迟缓的指征

年龄	症状	年龄	症状
4～7个月	肌肉过度僵硬	2～3岁	持续流口水或说话不清楚
	肌肉非常松软或肌张力过低		对与小朋友玩或观察其他小朋友不感兴趣
	扶坐时头下垂		不会给别人指示自己感兴趣的东西
	只能用一只手而不是两只手抓取东西		不会玩假扮游戏
			经常摔倒或爬行，上下楼梯有困难
	对人脸不感兴趣		在自我照顾或如厕训练上仍无进步
	不会爬		不会跳、骑小三轮车或投球
	不会扶站		对与其他小朋友玩不感兴趣
8～12个月	9个月仍不会咿呀学语	3～4岁	不会玩想象游戏
	不会发出"mama"或"dada"的声音		在一些连续的进程上似乎有倒退现象
			表现出暴力倾向，如打人或咬人
	不会指示感兴趣的物体		与其他小朋友在一起时非常害羞或害怕

续表

年龄	症状	年龄	症状
1～2岁	18个月不能说15个以上的词语	4～5岁	在生气或悲伤时表现出过于冲动的行为
	18个月不会走		很容易分心，专注于一项活动的时间不超过5分钟
	2岁不能理解简单指令		无法堆积6～8块积木
	2岁不会推带轮的玩具		无法准确说出姓名
	2岁不会模仿动作或词语		不会讲述日常活动
			常表现出非常害怕、胆怯，或有攻击行为

资料来源：徐韬，王硕．儿童健康促进方案．2版．北京：北京大学医学出版社，2018：72.

2. 健康筛查

健康筛查与全面体格检查不同，它只是某个单科的检查，如口腔检查、脊柱检查、扁平足检查、听力检查、血常规化验等。健康筛查是早期识别婴幼儿发育迟缓和障碍的有效途径。通过筛查，可以发现某些早期症状不明显，或者不经过化验检查容易被忽略的疾病。凡在随机健康筛查中出现异常结果的婴幼儿，都应做进一步诊治。

婴幼儿健康筛查的重点是缺铁性贫血、龋齿、弱视、斜视、铅中毒等。

3. 每日健康检查

进行每日健康检查是对婴幼儿健康状态持续的观察和反馈。教师通过"停、看、听"三个维度可以发现婴幼儿是否患有疾病，以及是否存在伤害及其他健康问题。

每日健康检查可以在婴幼儿进入教室与教师彼此问候时有效而准确地进行，包括：短暂停留，将注意力集中到婴幼儿身上；观察婴幼儿有无患病或不适的表现；倾听家长或婴幼儿的描述，特别关注疾病的相关信息（见表5-2）。

表5-2 每日健康检查流程

维度	指标	健康体征	可能患病的表现
停	在婴幼儿到达后进行问候，并仔细观察；进行简短谈话，如"你感觉怎么样？""昨晚睡得好不好？"等		
看	皮肤颜色	粉红色且有光泽	发红、发热、苍白等
	皮肤表面	光滑而平整	皮疹、疼痛或肿胀
	眼	明亮而灵活	呆滞、发红并有分泌物、眼圈发黑等
	鼻	清洁干净	有鼻涕流出
	耳	无任何明显不适	抓、揉、揪耳朵
	头发	干净，梳理整齐	不干净、凌乱
	整体表现	精神饱满，对事物感兴趣	无精打采、倦怠、易怒或烦躁
听	呼吸频率	呼吸均匀	呼吸急促、喘气
	呼吸声音	安静、流畅	咳嗽、咳痰或呼吸不顺畅
	家长沟通	一切正常	家长讲述婴幼儿有腹泻或呕吐、异常哭闹等

通过观察，教师建立对每位婴幼儿的典型表现和行为方式的了解，从而更容易识别疾病信号。

托育延伸 ▶ ······

婴幼儿及学龄前儿童健康管理

1. 婴幼儿健康管理

时间：3、6、8、12、18、24、30、36月龄，共8次。

地点：乡镇卫生院、社区卫生服务中心，偏远地区可在村卫生室、服务站进行。

主要内容：

（1）询问：上次随访到本次随访之间的婴幼儿喂养、患病等情况。

（2）体格检测：测量体重、身长（身高）、头围并体检。6、8、18、30月龄时分别进行1次血常规（或血红蛋白）检测。6、12、24、36月龄时使用行为测听法分别进行1次听力筛查。

（3）评价与评估：对生长发育进行评价，对心理行为进行预警征评估。

（4）指导：科学喂养（合理膳食）、生长发育、疾病预防、预防伤害、口腔保健等。

（5）督促：体检结束后接受预防接种。

（6）填写：1～8月龄儿童健康检查记录表；12～30月龄儿童健康检查记录表。

2. 学龄前儿童健康管理

时间：4～6岁儿童每年提供一次。

地点：散居儿童在乡镇卫生院、社区卫生服务中心进行，集体儿童可在托幼机构进行。

主要内容：

（1）询问：上次随访到本次随访之间的膳食、患病等情况。

（2）体格检测：测量体重、身高、视力及体检。4岁、5岁和6岁分别免费测一次血常规（或血红蛋白）。

（3）评价与评估：对体格发育进行评价，对心理行为进行预警征评估。

（4）指导：合理膳食、生长发育、疾病预防、预防伤害、口腔保健等。

（5）督促：体检结束后接受预防接种。

（6）转诊：对低体重、生长迟缓、消瘦、肥胖及营养性缺铁性贫血儿童进行登记，转入儿童营养性疾病管理；对儿童心理行为发育筛查结果可疑或异常的儿童进行登记并转诊；视力筛查异常；胸腹部异常；在健康检查中，发现任何不能处理的情况及时转诊。

（7）填写：3～6岁儿童健康检查记录表。

二、婴幼儿健康信息采集方法

婴幼儿全面
体格检查

婴幼儿健康信息的采集主要采用谈话法、身体评估法以及测验法。

（一）谈话法

谈话法是通过评估者与被评估者之间目标明确的、正式有序的当面交谈来获得信息的方法。采用谈话法的主要目的是获得被评估者的健康史资料，为进一步进行身体评估提供线索，并建立良好的评估关系。但是谈话法用时比较长，记录时需要评估者根据自己的理解提炼重点。

对婴幼儿运用谈话法收集资料时，应注意：谈话目的要明确，谈话过程要围绕主题进行；提前准备好提问顺序，按照一定的思路提问，逐步深入；选择适当的时间和地点，避免受到干扰；与婴幼儿交谈时，态度亲切，语气和蔼，语言容易被婴幼儿理解；谈话过程中，要有足够的耐心，不催促婴幼儿，也不要暗示；整个谈话过程，评估者应客观，在记录时不能加入自己的主观印象。

身体评估法

（二）身体评估法

身体评估法是评估者运用自己的感觉器官或借助简单的辅助工具对被评估者进行细致的观察和系统的检查，以了解其身体各方面的状况，为后续诊断提供依据。身体评估法分为视诊、触诊、叩诊、听诊、嗅诊、实验室检查、影像学检查等。

（三）测验法

测验法是一种运用科学的方法和测量工具对婴幼儿身体健康发展水平进行测量的方法。对婴幼儿身体健康发展水平进行的测量多为间接测量。为了保证测验的质量，测量者必须保证测验的效度、信度和区分度。

1. 效度

效度是指测量的准确性和有效性的程度，即测量工具或手段能够准确测出所需测量的事物的程度。它反映了测量的信息或结果与所测量对象之间的符合程度。测量结果与测量对象越吻合，则效度越高；反之，则效度越低。

效度是科学的测量工具所必须具备的最重要条件。在社会测量中，对测量工具如问卷或量表的效度要求较高。鉴别效度必须明确测量的目的与范围，考虑所要测量的内容并分析其性质与特征，检查测量的内容是否与测量的目的相符，进而判断测量结果是否反映了所要测量的事物的程度。效度是针对测量结果的，所以测验的效果如何，对正确评估被评估对象十分重要。

2. 信度

信度是指采取同样的方法对同一对象重复进行测量时，其所得结果相一致的程度，即测验结果的一致性、稳定性及可靠性。一般多以内部一致性来表示该测验信度的高低。比如，用体重计测量一名 5 岁男童的体重，第一次称为 20 千克，第二次称为 15 千克，显然这样的结果是不可靠的，信度是低的；如果第一次称为 20 千克，第二次称为 19.8 千克，那么这个结果的信度就比较高。信度系数越高表示该测验结果的一致性、稳定性与可靠性越好。

信度与效度之间既有明显的区别，又存在着相互联系、相互制约的关系。一般来说，信度是效度的前提条件，也就是说，效度必须建立在信度的基础上；但是如果没有效度的测量，即使信度再高，这样的测量也是没有意义的。

3. 区分度

区分度是指测验项目对于所研究的受测者的心理特性的区分程度或鉴别能力。区分度高的项目，能将不同水平的受测者区分开来，能力强、水平高的受测者得分高，能力弱、水平低的受测者得分低；区分度低的项目就没有很好的鉴别能力，水平高和水平低的受测者得分差不多。

如果在一次体能测验中，测验项目太难，所有婴幼儿的成绩都比较低，从而使运动能力强和运动能力弱的婴幼儿得分没有明显差别；同样，由于测验项目过于容易，所有婴幼儿得分都很高，不同运动能力的婴幼儿得分没有明显差别，从而使测验的区分度降低，测验就失去了意义。

为了保证测量的效度、信度和区分度，在进行测量前，编制的测量项目或题目要有计划，形式应该多样，最好采用标准化测量。标准化测量需要提前设定测量项目，明确测量范围，在抽取样本进行测试后，要进行效度、信度和区分度的分析，筛选确定测量项目后给出平均分和标准差。用这样的常模进行比较，其评估结果具有高信度，评估结论具有高效度。

三、婴幼儿健康信息采集实训

案例：某托幼机构准备对本机构婴幼儿开展健康档案信息管理工作，内容包括婴幼儿健康史的资料采集、一般身体健康状况评估、浅表淋巴结及头颈部评估等，请帮助托幼机构完成健康信息采集前的培训工作。

（一）健康史的资料采集

1. 实训目的

（1）获取完整的健康史资料，为疾病判断提供帮助。

（2）为体格检查提供线索。

（3）获取有助于确立护理诊断的重要依据。

（4）为与婴幼儿之间建立积极的相互关系提供机会。

2．实训用品

笔、纸。

3．操作方法

（1）教师示范问诊：发烧患者为6岁男童，3天来发热伴鼻塞。本例患者最可能是上呼吸道感染引起发热，问诊大致包括以下内容：

1）叫什么名字、多大年龄、什么民族。

2）哪里不舒服，有症状多长时间了。

3）试表体温多少度，有没有打过寒战。

4）鼻子不舒服到什么程度，鼻塞是部分性、交替性、体位性还是持续性。

5）鼻涕是什么样子的，清涕、浓涕各多少。

6）有没有打喷嚏、咳嗽或者嗓子痛。

7）发烧以来吃东西怎么样，饮食的量和具体食物与平时有无变化。

8）睡眠怎么样，大小便有无变化。

9）是否去过其他医院就诊，服过什么药物，效果怎么样。

10）是否知道自己对什么过敏，有没有耳、鼻、喉不舒服，有没有去医院检查过。

11）有没有做过什么手术。

（2）学生练习：教师以常见症状（如咳嗽、疼痛、腹泻等）为题，让学生两人一组，互相进行问诊练习。

4．注意事项

（1）环境须安静、舒适和具有私密性。

（2）语气和蔼，态度认真，有耐心。

（3）语言简单通俗，语速要慢，给婴幼儿思考和回忆的时间。

（4）过程中有疑问应及时核实。

（5）注意仪表和礼节，举止友善，灵活运用肢体语言，促进和谐与信任关系的建立。

5．实训考核

掌握问诊的注意事项并书写实训报告。

（二）一般身体健康状况评估

1．实训目的

（1）学会生命体征、面容与表情、体位、步态的评估；

（2）学会发育与体型、营养状态、意识状态的评估。

2. 实训用品

体温计、血压计、手表、纸、笔。

3. 操作方法

（1）展示需要掌握的内容与要求：

1）发育与体型：瘦长型、矮胖型、匀称型。

2）营养状态：良好、中等、不良。

3）意识状态：清楚、模糊、嗜睡、昏迷。

4）面容表情：安静、淡漠、恐慌、痛苦。

5）体位：自动、被动、强迫。

6）步态：正常、蹒跚、慌张。

7）体温的测量：测腋温，擦干腋下的汗液，将体温计水银端放于被测者腋窝深处并贴紧皮肤，防止脱落，测量 5 ～ 10 分钟后取出；测口温，将水银端斜放于被测者舌下，让被测者用鼻呼吸，闭口，3 分钟后取出；测肛温，用屏风遮挡，被测者取侧卧或屈膝仰卧，露出臀部，润滑肛表前端，将肛表的水银端轻轻插入肛门 3 ～ 4cm，3 分钟后取出，用消毒纱布擦拭体温计；读取体温数，对体温计消毒，记录。

8）脉搏的测量：以食指、中指、无名指的指端按压桡动脉，力度适中，以能感觉到脉搏搏动为宜。一般被测者可以测量 30 秒，脉搏异常者，测量 1 分钟，核实并记录。

（2）具体的实训方法：首先由教师示教，一名同学取坐位配合，教师边示教边复习课堂讲授的内容，同时说明操作要领。然后每两名同学结对，互相检查；教师巡回指导，及时指出错误；及时总结本节课的优缺点。

4. 注意事项

（1）检查环境应安静、舒适和具有私密性，室内温度及湿度应适宜，最好以自然光线照明。

（2）衣着整洁，举止端庄，态度和蔼。

（3）检查前先向婴幼儿说明自己的身份、检查的目的与要求，取得婴幼儿的配合。

（4）体格检查前洗手，以避免医源性交叉感染。

（5）检查按照一定的顺序进行，以避免重复或遗漏。

（6）检查过程中动作应规范、准确、轻柔，内容应完整而有侧重点。

（7）检查结束后应根据检查结果向婴幼儿或家长做必要的解释和说明。

5. 实训考核

婴幼儿一般身体健康状况的检查。

（三）浅表淋巴结及头颈部评估

1. 实训目的

（1）学会正确评估浅表淋巴结、扁桃体、甲状腺位置。

（2）具有尊重、关爱病人，保护病人隐私的意识，具有医疗安全、护患交流、团队合作的职业意识及认真负责的职业态度。

2. 实训重难点

浅表淋巴结、扁桃体、甲状腺的检查方法。

3. 计划与实施

实训计划与实施内容见表5-3。

表5-3　实训计划与实施内容

课程名称	婴幼儿健康评估与指导	项目名称	浅表淋巴结及头颈部评估
实训时数	2	实训类型	综合性
实训用物	笔式手电筒、压舌板。		
教学内容、教学过程和时间分配			

一、讲解本次实训安排（5分钟）

示范→回忆并模拟→分组练习→评价总结

二、示教操作步骤，讲解操作重点及注意事项（20分钟）

由教师示教，一名同学取坐位配合，教师边示教边复习课堂讲授的内容，同时说明操作要领。

（一）浅表淋巴结的检查内容及方法

被检查者取坐位或仰卧位，头部稍向前屈，检查者用双手进行触诊，左手二、三、四指触诊右侧，右手二、三、四指触诊左侧，由浅部逐渐触摸至锁骨后深部。为了避免遗漏，按一定顺序检查（耳前、耳后、乳突区、枕骨下区、颈后三角、颈前三角、锁骨上窝、腋窝、滑车上、腹股沟、腘窝）。

（二）扁桃体的检查内容及方法

检查扁桃体时，当被检查者发"啊"音时，快速用压舌板压住舌前2/3与后1/3交界处，检查速度要快，避免被检查者出现恶心、呕吐的情况；观察软腭、悬雍垂、咽腭弓及舌腭弓、咽后壁。

（三）鼻的检查内容及方法

被检查者取坐位或仰卧位，检查者观察其鼻部皮肤颜色及外形的改变（酒糟鼻、鞍鼻、蛙鼻等）；借助手电筒，检查鼻中隔有无偏曲、鼻黏膜及分泌物等。鼻道通气状态检查：检查者用手指压闭一侧鼻翼，让被检查者吸气，以判断通气状态，用同样的方法检查另一侧。

（四）甲状腺的检查内容及方法

视诊：观察甲状腺的大小、是否对称。

后面触诊检查的方法：被检者取坐位，检查者站在其后，一手食指、中指施压于一侧甲状软骨，将气管推向对侧，另一手拇指在对侧胸锁乳突肌后缘向前推挤甲状腺，食、中指在其前缘触诊甲状腺。检查过程中，嘱被检查者做吞咽动作，重复检查。用同样的办法检查对侧。

续表

	前面触诊检查的方法：被检者取坐位，检查者面对被检者，一手拇指施压于一侧甲状软骨，将气管推向对侧，另一手食指、中指在对侧胸锁乳突肌后缘向前推挤甲状腺，拇指在胸锁乳突肌前缘触诊，嘱被检查者做吞咽动作，并随吞咽动作进行触诊。 　　检查结果：甲状腺是否肿大，有无结节、震颤，两侧均需检查。
	三、分组练习（60 分钟） 　　学生分组练习，每 2 名同学结对，互相检查；教师巡回指导，及时指出错误。 四、总结（5 分钟）
注意事项	1. 注意与婴幼儿建立良好的关系，取得信任与合作。 2. 让婴幼儿与家长在一起或婴幼儿坐在家长怀里，安抚婴幼儿的情绪，增加其安全感。 3. 态度和蔼，动作轻柔，尤其是在检查扁桃体时，压压舌板一定要准确、快速。

4. 实训考核

由于考试时间有限，可选一个知识点进行考核，评分内容根据操作步骤分配。

第三节　婴幼儿健康信息整理与统计分析

一、婴幼儿健康信息整理

收集婴幼儿健康资料后，评估者面临的首要任务是对健康资料进行加工整理，以把原始资料整理成比较容易处理的和便于理解的形式。

（一）评估资料的核查

核实和查对原始评估资料的质量，是资料处理前的首要步骤。

首先，应查看计划收集的资料是否齐全，有没有遗漏；其次，检查所收集的资料在来源、时间、地点和收集时的客观条件等方面是否合理；再次，核查主观资料中所填写的各项内容是否正确，是否有含混不清、模棱两可的资料；最后，将有关资料进行横向和纵向比较后，审查是否有出处，有没有相互矛盾和可疑之处。

经过核查，如果发现资料有未收全的，要抓紧时间收集；把符合要求的资料和不合格的资料分开，尽可能修正不合格的资料，不能修正的应弃用；对于错误资料必须舍弃，可疑资料需要经过重新考证核实再决定留用还是淘汰；如果至关重要的资料出现问题，那么即便花费再大的人力、物力也要补充收集，不能敷衍凑合，否则将直接影响评估结果。在资料核查过程中，切忌以个人的主观意愿将符合预想结果的资料留下来，将不符合预想结果的资料舍弃，确保得到的原始评估资料真实可靠、完整全面，以为下一

测量信息

步资料汇总分析做好准备。

（二）评估资料的分类

评估资料可以分为信息型资料和非信息型资料。

1. 信息型资料

信息型资料包括数值型资料和非数值型资料。

（1）数值型资料。

数值型资料有点计信息和测量信息。点计信息是通过计算个数获得的信息，比如婴幼儿数、教师数或者幼教机构数等；测量信息是依据一定标准或使用一定工具进行测量后获得的信息。测量信息按照有无相等的单位和绝对零点分为等距信息、等比信息和顺序信息。

（2）非数值型资料。

非数值型资料是指表示事物之间不同属性和类别的信息。[①] 如婴幼儿的性别、民族等，只能区分相同或不同，无法判断其大小关系，这些信息都被视为非数值型信息。

2. 非信息型资料

非信息型资料主要包括文字型资料和非文字型资料。文字型资料主要是一些计划、总结、意见等书面材料；非文字型资料主要有音频、视频等。对于非信息型资料，评估者可以对它们直接进行分析评判。

二、婴幼儿健康信息统计分析

在医学评估程序方面，评估者会将所收集的资料与正常参考值进行比较，做出正常与异常的判断；在各资料之间寻找有意义的、相互联系的资料，保留下来，做出可能的、合理的解释，形成假设；进一步进行分析和推理，继续寻找其他线索和资料来支持或否定诊断假设；最后确立、验证与修订护理诊断。

在教育评估程序方面，评估者得到相关资料后，会对信息进行整理、分析、检验，并通过统计分析，最终用样本资料去推论总体情况，从而得出科学的结论。

（一）统计的方法

根据样本与总体的关系，统计的方法可以分为描述统计和推断统计两种。

1. 描述统计

描述统计是通过图表或数学方法，对信息资料进行整理、分析，并对信息的分布情况和随机变量之间的关系进行估计和描述的方法。一般情况下，当总体容量比较小（即

---

① 霍力岩. 学前教育评价. 北京：北京师范大学出版社，2000：241.

个案数比较少），可以对全体进行测量，从而求得总体的参数（平均差、标准差、相关系数等）时，采用描述统计法。

（1）统计表与统计图。

统计表是用表格的形式表示统计资料的数量关系。用表格可以清晰地反映事物的全貌及特征，简化统计资料，便于分析计算和记忆。制作统计表时，结构要简单明了、层次清楚，说明的问题要明确，项目排列要按照逻辑顺序合理布局。

统计图是根据统计数字，用几何图形、事物形象和地图等绘制的各种图形。它具有直观形象、生动具体等特点。统计图可以将复杂的统计数字用简单、通俗、形象的方式呈现出来，具有一目了然的效果，便于理解和比较。常见的有直条图、直方图、圆形图、曲线图。

（2）集中量。

集中量是描述集中趋势的统计指标，即一组信息中大量信息集中在某一点或其上下，这一情况说明了该组信息的集中趋势。比如要比较两个班幼儿体质健康测试的分数，不能将两个班幼儿的测试分数一一列举出来进行比较，因为每个幼儿的分数受多种因素影响，个别幼儿相互比较不能说明问题，此时，就应该用两个班幼儿的平均分数进行比较。

常用的集中量有算术平均数、中位数、众数等。

1）算术平均数。算数平均数是将全部信息的总和除以总频数所得的商，用 M 表示。算术平均数主要用于未分组的原始信息。设一组信息为 x_1，x_2，x_3，$\cdots$，x_n，其算术平均数的计算公式为：

$$M = \frac{x_1 + x_2 + x_3 + \cdots + x_n}{n}$$

算数平均数简明易解，计算简单，但是易受极端信息的影响，每个信息或大或小的变化都会影响到最终结果。

2）中位数。对一组信息按大小依次进行排序后，如果总频数（数字个数）为奇数，正中间的信息即为中位数；如果总频数为偶数，则中间两个信息的平均数为中位数，用 Md 表示。中位数可能是原信息组中的某一个数，也可能根本不是原有的数。比如，以下 5 个信息 2、4、6、8、10 的中位数为 6；而以下 6 个信息 3、5、7、9、11、13 的中位数为：（7+9）/2=8。

中位数是按顺序排列在一起的一组信息中居于中间位置的数，计算简单，容易理解，不受极端值的影响，但是不能进一步做代数运算，容易受抽样偏差的影响。

3）众数。众数是一组信息中出现次数最多的数值，用 Mo 表示。单项数列求众数，不需要任何计算，可以直接从分配数列中找出出现次数最多或频率最高的一组标志值，该值就是所求的众数。比如在 3、8、3、9、3 这组信息中，3 出现的频率最多，3 即为这组信息的众数。

众数性质比较简单，但只能大概估计一组信息的集中趋势，或者帮助分析具有两个集中点的分布。

（3）差异量数。

差异量数又称变异量数，是表示样本信息偏离中间数值的趋势或反映样本频率分布离散程度的量数。差异量数大，表示各数值分布的范围广且参差不齐；差异量数小，表示各数值较集中、整齐，波动的范围幅度小。

1）方差和标准差。方差是离差平方和的算术平均数，方差的算术平方根即为标准差，用 σ 表示，计算公式为：

$$\sigma = \sqrt{\frac{\sum(X-\overline{X})^2}{N}}$$

其中，$X-\overline{X}$ 表示每个信息与平均数的离差，N 为总频数。

方差能有效地利用信息反映信息的差异程度，便于进行数学处理，避免了绝对值，比较方便。标准差可以直接反映组内个体间的离散程度，对于相同性质的资料，标准差小，表明信息分布整齐、集中；标准差大，表明信息分布广，参差不齐。

2）全距。全距是信息中最大值与最小值之间的差距，所以，全距也称为极差，即最大值减最小值后所得的信息，用 R 表示，计算公式为：

$$R = 最大标志值 - 最小标志值$$

全距表示统计资料中的变异量数，计算容易，但受两极端值影响，在分析资料时有局限性，适用于等距变量、比率变量。

3）四分位距。四分位距是指将一组信息按照从大到小的顺序排列，然后将总频数分为相等的四段，每段包括 25% 总频数的信息，相应于第 25% 百分位数的那一点称为第 1 四分位数（Q_1），相应于第 75% 百分位数的那一点称为第 3 四分位数（Q_3），第 3 四分位数与第 1 四分位数差的一半即为四分位距。四分位距用 QD 表示，计算公式为：

$$QD = (Q_3 - Q_1)/2$$

四分位距只利用了部分信息，一般是在信息不全、平均差和方差及其改进量不能用时选用。

2. 推断统计

推断统计又称抽样统计，是从总体信息中抽取部分个体即样本进行研究，然后根据

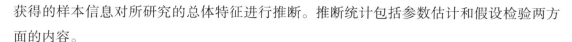

获得的样本信息对所研究的总体特征进行推断。推断统计包括参数估计和假设检验两方面的内容。

（1）参数估计。

推断统计的内容之一就是通过样本统计量的信息来估计总体参数的信息，或者从"量"的大小对总体参数的估计。为了使推断统计正确可靠，应当使样本具有较大的代表性，选择适当的抽样方法、样本容量。一般来说，加大样本容量可使标准误差减小。

参数估计是指用样本统计量来推测总体参数（总体的数字特征）。分为点估计和区间估计两类。点估计指用一个样本统计量作为总体参数的估计值。一般情况下，样本平均数是总体均值的点估计。但是点估计总是存在一定的误差，不能提供正确估计的概率，区间估计能弥补这个缺点。区间估计是指按一定的概率要求，用样本统计量估计总体参数的所在范围。

（2）假设检验。

假设检验是利用样本信息判断假设是否成立的统计方法。假定总体分布类型已知，对其参数进行假设检验成为参数检验；若对总体分布类型未知，或呈偏态分布，其假设检验不是对总体参数进行检验，称为非参数假设检验。

假设检验的方法比较多，也比较复杂，这里仅对常用的方法做一些简单介绍，详细内容可参见相关统计学专著。

1）Z 检验。用标准正态分布理论来推断差异发生的概率，从而比较两个平均数的差异是否显著。一般用于大样本（即样本容量大于 30）平均值差异性检验，计算公式为：

$$Z = \frac{\overline{X_1} - \overline{X_2}}{\sqrt{\dfrac{S_1^2}{N_1} + \dfrac{S_2^2}{N_2}}}$$

其中，N_1，N_2 为两组人数；S_1，S_2 分别为两组标准差；$\overline{X_1}$，$\overline{X_2}$ 分别为两组平均数。

2）X^2 检验。用于统计样本的实际观测值与理论推断值之间的偏离程度。X^2 值越大，越不符合；X^2 值越小，偏差越小，越趋于符合；两个值完全相等时，X^2 值就为 0，表明理论值完全符合。该方法用途非常广，适用于多个概率或多个构成比较的检验以及分类资料的相关分析，比如，对婴幼儿能力分优、良、可、差是否有显著差异时，就可用此检验法，计算公式为：

$$X^2 = \sum \frac{(f_o - f_e)^2}{f_e}$$

其中，f_o 为观察次数，f_e 为理论次数。

（二）分析的方法

对婴幼儿健康信息的分析实质上是一种认识活动，这种活动贯穿于教育评估的设计、信息的收集与处理、评估结论及对策的整个过程。分析者通过测量获得的信息以及已有的认知经验，经过归纳、概括等思维过程，逐步形成更加完整、更符合实际的结论，这个过程就需要运用逻辑分析的方法。逻辑分析的方法主要有系统分析法、分析法和综合法等。

1. 系统分析法

系统分析法是整体把握事实真相，从事物内部各因素关系和事物与外部环境的关系上，客观地了解事物并判断事物的价值的方法。

系统分析方法的具体步骤包括：限定问题、确定目标、收集信息、提出备选方案和评价标准、评估备选方案和提出最可行的方案。

2. 分析法和综合法

分析法是把复杂的现象分解成多个组成部分分别进行研究的方法。比如对 0 ～ 12 月婴儿的粗大动作加以评估，就要对婴儿的大肌肉动作发展水平进行分析，我们可以把大肌肉动作这个统一的整体分解为不同的方面：抬头、翻滚、坐立、爬行、站立、行走

等，逐项加以研究。通过分析，可以认识个别部分的性质与特征。

健康信息的分析

综合法是把被评估事物或现象的各个部分和各种因素联系起来形成一个整体，从总体上认识和把握事物或现象的方法。在认识事物的过程中，综合必须以分析为基础，分析也要以先前综合的成果为指导，而且在一定条件下，综合与分析可以互相转化。

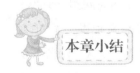

本章小结

婴幼儿健康信息采集与分析	
必备知识	**操作技能**
1. 婴幼儿健康信息的基本分类和主要来源；	1. 婴幼儿健康信息采集的常用方法；
2. 婴幼儿健康信息采集的内容与基本途径；	2. 婴幼儿健康信息整理与统计分析的常用方法。
3. 婴幼儿健康信息整理与统计分析的方法论依据。	

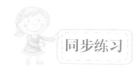 同步练习

一、名词解释

身体评估法　效度　信度　推断统计

二、简答题

1. 简述婴幼儿健康信息的基本分类。

2. 简述婴幼儿健康信息采集的基本途径。

3. 简述婴幼儿健康信息检测的效度、信度与区分度。

4. 简述婴幼儿健康信息整理的注意事项。

三、分析讨论

1. 分析体格检查、健康筛查与每日健康检查在婴幼儿健康信息采集内容与途径上的联系与区别。

2. 分析婴幼儿健康信息描述统计与推断统计方法的联系与区别。

四、拓展学习与实践

1. 检索学习与概率和统计相关的材料，理解婴幼儿健康信息描述统计与推断统计方法的适用范围。

2. 分组开展一次婴幼儿健康信息采集实训工作，并撰写一份工作简报。

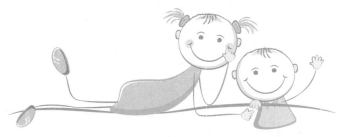

第六章　婴幼儿健康问题诊断与改进指导

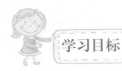

学习目标

1. 了解婴幼儿常见健康问题的种类、成因及主要表现；
2. 掌握婴幼儿常见健康问题预防及改进的方法；
3. 初步掌握改进指导婴幼儿健康问题的有效措施。

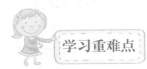

学习重难点

1. 婴幼儿感染性、非感染性、社会心理健康问题的诊断与预防；
2. 婴幼儿意外伤害的预防与指导。

学习方法

自主学习、集体讨论、实操练习。

第一节　婴幼儿常见健康问题诊断

一、感染性疾病

婴幼儿感染性疾病是由于婴幼儿体质和抵抗病菌能力较差而被感染的疾病，主要分为非传染性疾病和传染性疾病。

（一）非传染性疾病

1. 口腔炎

口腔炎是指口腔黏膜由于各种感染引起的炎症，若病变局限于局部，如舌、齿龈、口角亦可称为舌炎、齿龈炎或口角炎等。本病多见于婴幼儿。可单独发生，也可继发于全身，如急性感染、腹泻、营养不良、久病体弱和维生素缺乏等。感染常由病毒、细菌、真菌引起。不注意食具及口腔卫生或各种疾病导致机体免疫功能紊乱等因素均可导致发生。目前细菌感染性口腔炎已经很少见，病毒及真菌感染所致的口腔炎仍为儿科常见疾病。

2. 急性上呼吸道感染

由各种病原体引起的上呼吸道急性感染，俗称"感冒"，是婴幼儿最常见的急性呼吸道感染性疾病。该病主要侵犯鼻、鼻咽和咽部，根据主要感染部位的不同可诊断为急性鼻炎、急性咽炎、急性扁桃体炎等。各种病毒和细菌均可引起急性上呼吸道感染，70% ～ 80% 由病毒引起。

由于年龄、体质、病原体及病变部位的不同，病情的缓急、轻重程度也不同，一般年长儿症状较轻，婴幼儿较重。

（1）一般类型急性上呼吸道感染局部症状：鼻塞、流涕、喷嚏、干咳、咽部不适和咽痛等，一般在 3～4 天内自然痊愈。

（2）全身症状：发热、烦躁不安、头痛、全身不适、乏力等。部分患儿有食欲缺乏、呕吐、腹泻、腹痛等消化道症状。腹痛多为脐周阵发性疼痛，无压痛，可能由肠痉挛所致。如腹痛持续存在，多为并发急性肠系膜淋巴结炎。

婴幼儿起病急，以全身症状为主，常有消化道症状，局部症状较轻，多有发热，体温可高达 39～40℃，热程在 2～3 天至 1 周，起病 1～2 天内可因发热引起惊厥。

（3）体征：体格检查可见咽部充血、扁桃体肿大，有时可见下颌和颈淋巴结肿大，肺部听诊一般正常，肠道病毒感染者可见不同形态的皮疹。

3. 急性感染性喉炎

急性感染性喉炎是指喉部黏膜的急性弥漫性炎症，以犬吠样咳嗽、声音嘶哑、喉鸣、吸气性呼吸困难为临床特征，冬春季节多发，且多见于婴幼儿。

（1）病因。

由病毒或细菌感染引起，亦可并发于麻疹、百日咳和流感等急性传染病。常见的病毒为副流感毒、流感病毒和腺病毒，常见的细菌为金黄色葡萄球菌、链球菌和肺炎链球菌。由于小儿喉部解剖特点，炎症时易充血、水肿而出现喉梗阻。

（2）表现。

起病急，症状重，可有发热、犬吠样咳嗽、声嘶、吸气性喉鸣和三凹征。严重时可出现发绀、烦躁不安、面色苍白、心率加快。咽部充血，间接喉镜检查可见喉部、声带有不同程度的充血、水肿。白天症状轻，夜间入睡后加重，喉梗阻者若不及时抢救，可窒息死亡。按吸气性呼吸困难的轻重，梗阻可分为 4 个级次：

Ⅰ度：活动后出现吸气性喉鸣和呼吸困难，肺部听诊呼吸音及心率无改变。

Ⅱ度：安静时亦出现喉鸣和吸气性呼吸困难，肺部听诊可闻及喉传导音或管状呼吸音，心率加快。

Ⅲ度：除上述喉梗阻症状外，因缺氧而出现烦躁不安、口唇及指（趾）发绀、双眼圆睁、惊恐万状、头面部出汗，肺部呼吸音明显降低，心率快，心音低钝。

Ⅳ度：渐显衰竭、昏睡状态，由于无力呼吸，三凹征不明显，面色苍白发灰，肺部听诊呼吸音几乎消失，仅有气管传导音，心律不齐，心音钝、弱。

4. 新生儿常见的几种特殊生理及病理状态

（1）"马牙"和"螳螂嘴"。

在口腔上腭中线和齿龈部位有黄白色、米粒大小的小颗粒，是由上皮细胞堆积或黏液腺分泌物积留形成，俗称"马牙"，数周后可自然消退。两侧颊部各有一隆起的脂肪垫，有利于吸吮乳汁，俗称"螳螂嘴"。两者均属正常现象，不可挑破，以免发生感染。少数初生婴儿在下切齿或其他部位有早熟齿，称新生儿齿，通常不需拔除。

（2）乳腺肿大和假月经。

男女新生儿出生后4～7天均可有乳腺增大，如蚕豆或核桃大小，2～3周消退，与新生儿刚出生时体内存有一定数量来自母体的雌激素、孕激素和催乳素有关。新生儿出生后体内的雌激素和孕激素很快消失，而催乳素却维持较长时间，故导致乳腺肿大。部分婴儿乳房甚至可分泌出少许乳汁，切忌挤压，以免感染。部分女婴由于出生后来自母体的雌激素突然中断，出生后5～7天阴道流出少许血性或大量非脓性分泌物，可持续1周。

（3）新生儿红斑。

婴儿出生后1～2天在头部、躯干及四肢常出现大小不等的多形性斑丘疹，称为"新生儿红斑"，1～2天后自然消失。

（4）粟粒疹。

粟粒疹是由于皮脂腺堆积，在鼻尖、鼻翼、颜面部形成小米粒大小黄白色皮疹，脱皮后自然消失。

5. 婴儿胃食管反流

胃内食物反流至咽部、口腔、溢出口外，临床多称为溢乳（吐奶）。新生儿常发生溢乳，2～4月龄为溢乳发生高峰阶段，2月龄婴儿溢乳发生率为86%，50%～60%的3～4月龄婴儿发生溢乳，12月龄婴儿溢乳发生率为7.6%，大部分的婴儿12～14月龄后自行缓解，随年龄增长溢乳消退。

诊断婴儿胃食管反流标准应包括发生溢乳≥2次/日，持续≥3周，不伴恶心、吐血、误吸、呼吸暂停、生长不良、喂养或吞咽困难及异常姿势等症状。

（1）发生原因。

1）解剖生理特点：多数婴儿发生溢乳与胃肠道解剖生理特点有关。婴儿食管短、食管下括约肌压力低，胃容量小、胃排空慢，易引起胃食管反流。

2）进食量：溢乳也与婴儿食入的乳汁量有关，食物量越大，胃排空时间越长，胃内压力越高，则食管下括约肌发生一过性松弛的频率就越高，易发生溢乳。

3）体位：与婴儿喂养后的体位有关，如多仰卧，亦易发生溢乳。

4）疾病：如有过敏性疾病家族史，建议停食易发生过敏的食物2周，如鸡蛋、牛奶、麦面等，观察溢乳是否与过敏有关。

5）其他：如婴儿在补充维生素、铁、氟化物等，建议暂停，观察与溢乳关系。

（2）危险信号。

1）症状严重：恶心、频繁呕吐、吐物伴有血；

2）吸吮、吞咽不协调：吞咽困难，喂养伴呼吸暂停、过度哽咽、反复咳嗽，或反复肺炎；

3）喂养困难：喂养时易激惹、哭闹、拒食，进食时间较长（30～40分钟），表情痛苦、异常姿势；

4）生长不足：不能解释的体重2～3个月增长不足或下降。

6. 肠绞痛

3月龄前婴儿可傍晚或晚上发生不明原因哭闹，6～8周龄是哭闹高峰阶段。过度哭闹行为与因肠绞痛而哭闹状况的临床表现相似，主要可从持续时间上加以鉴别。

（1）定义。

因肠绞痛引起的哭闹通常每天持续至少3小时，每周至少3天，持续至少3周，且起止突然。如婴儿生长正常，3～4月龄后哭闹自行消退。

（2）发生原因。

尚不明确，有多种病因假说。一些学者认为可能与胃肠功能紊乱、食物不耐受、糖酶降低、牛奶蛋白过敏、胃食管反流或肠道菌群失调有关。另外一些学者认为婴儿长时间的哭闹和难以安慰的行为是中枢神经发育不成熟所致的行为综合征。多数婴儿烦躁和腹胀气不是病理性的，但如果腹部气体过多可出现腹胀、腹痛等症状。胃肠道、心理和神经发育的不平衡可能是引起婴儿肠绞痛的主要原因（见表6-1）。

表6-1　婴儿肠绞痛原因

原因	释义
神经系统发育不成熟	中枢神经系统发育不成熟，不稳定行为和不能自我安定入睡，难以抚养型气质。
胃肠功能、运动改变	出生后几周，中枢神经系统一过性紊乱影响婴儿胃肠运动；某些激素不平衡，如胃肠动素、生长素；便秘。
肠道微生态失衡	胃肠道乳酸菌属的差别可致婴儿肠绞痛，影响胃肠道发育、屏障功能、导致食物不耐受。母乳喂养的婴儿发生肠绞痛，采用特殊益生菌可减少其发生次数。
食物不耐受、敏感	食物不耐受可伴肠绞痛，约25%的中、重度肠绞痛可能与牛奶蛋白有关，即牛奶蛋白依赖性肠绞痛。控制母亲食物的牛奶蛋白可降低其发生率。
乳糖活性低、一过性继发乳糖不耐受	结肠中的双歧杆菌和乳酸杆菌酵解食物中未消化的乳糖产生乳酸和气体，气体可导致肠道胀气。乳酸和乳糖增加肠道渗透压，使水分进入肠道，加重肠道膨胀。

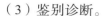

（3）鉴别诊断。

目前婴儿肠绞痛尚无统一诊断方案，建议首先排除潜在的疾病。如婴儿哭闹伴反复发生食物反流、呕吐、咳嗽不止、Sandiver综合征的特征性斜颈样姿势、过敏家族史、特应性疾病症状（皮疹、喘息）、胃肠道出血、生长迟缓、腹胀等症状或"危险信号"时，宜及时转诊儿科胃肠专科。同时排除中枢神经疾病（婴儿偏头痛、硬脑膜下血肿、脑膜炎）、感染（病毒感染、中耳炎、尿道感染）、外伤（骨折、眼异物）等疾病状态时婴儿哭闹。

（二）传染性疾病

婴幼儿免疫系统不成熟，抵抗力比较差，手口行为多，在托幼机构集居环境中，防护意识差，易受传染性疾病侵害。婴幼儿传染性疾病易传播与流行，可扩散到家庭和社会。因此，婴幼儿传染性疾病应早发现、早诊断、早报告、早隔离、早治疗。

婴幼儿常见传染性疾病的种类、传播途径等见表6-2。

表6-2 婴幼儿常见传染性疾病

分类	传播途径	传播行为	疾病	症状与体征
呼吸道传染性疾病	空气、唾沫、接触呼吸道分泌物。	共享放入口中的玩具、眼或鼻分泌物、咳嗽、喷嚏。	流行性感冒、麻疹、流行性腮腺炎、水痘、风疹、猩红热。	咳嗽、发热、流涕、咽痛、皮疹、耳痛。
肠道传染性疾病	粪便直接或间接污染食物、饮用水、食具和手等。	被尿不湿、坐便器污染双手，共享放入口中的玩具，食用不卫生的食物，污染区与清洁区不分。	痢疾、伤寒、霍乱、轮状病毒胃肠炎、甲型肝炎、感染性腹泻。	腹痛、恶心、呕吐、腹泻。
自然疫源性传染性疾病	媒介生物（蚊子、苍蝇、老鼠、狗）。	被媒介生物叮、咬。	乙型脑炎、疟疾、狂犬病、钩端螺旋体病、炭疽。	地区流行。
多种途径传染性疾病	呼吸道飞沫、接触皮肤、黏膜疱疹液。		手足口病（肠道病毒）。	发热，手、足、口等部位发生皮疹或疱疹。
直接接触传染性疾病	被污染物品。	接触皮肤或分泌物、共享衣物。	急性流行性结膜炎、慢性传染病。	局部症状。

二、非感染性疾病

（一）食品安全与健康

食品安全与食品卫生常作为同义词，涉及食品标示、卫生、添加剂、农药残留、生物学技术、政策以及政府相关进出口检验和事务认证系统等内容。食物不仅给人类提供生存需要的营养，而且也可以作为细菌的媒介引起食物中毒，传播疾病。食品安全主要强调预防食物生产、加工、储存、分类和制作过程中污染和食源性疾病，以保证食物卫生质量。

1.流行病学资料

食源性疾病是常见的严重危害人类健康的公共卫生问题之一。2015 年 WHO 估计全世界约有 6 亿人的疾病与食物污染有关，每年约有 42 万人死亡，损失 3 300 万健康寿命年（DALYs），其中低于 5 岁的婴幼儿占 40%，每年约有 12.5 万名婴幼儿的死亡与食物污染有关。食物污染最主要的疾病是腹泻病，每年约有 5.5 亿人（婴幼儿 2.2 亿）出现过食物污染所致的腹泻病。

2.食源性疾病的病理生理

食源性疾病对人体的不良影响程度不同，轻度的是消化道症状（呕吐、腹泻），严重的有可危及生命的神经、肾脏、肝脏疾病，先天畸形以及肿瘤。

食物被细菌感染后主要引起胃肠炎症。朊病毒在人体内不断聚合，形成自聚集纤维在中枢神经细胞中堆积，破坏神经细胞。脑部受破坏的区域不同，发病的症状也不同，如感染小脑，会引起运动机能的损害，致共济失调；如感染大脑皮层，会引起记忆力下降。新变异型克 – 雅病（人类感染疯牛病）的致死率较高，朊病毒的传播途径包括食用动物肉骨粉饲料、牛骨粉汤。诺瓦克病毒（又称诺如病毒）是非细菌性急性肠胃炎的重要病原体，可通过多种途径传播，如人直接接触传播、食物性传播（多生食海产品）、水源性传播等，可致呕吐、恶心、头痛、腹泻、腹痛等症状。

（二）龋齿

龋病是在以细菌为主的多种因素影响下，牙体硬组织发生慢性进行性破坏的一种疾病。龋病是婴幼儿常见病和多发病，乳牙龋齿与年轻恒牙龋齿的临床表现及治疗各有其特点。乳牙在萌出后不久即可患龋，1 岁后龋患率直线上升，7 ～ 8 岁时达到高峰。据第四次全国口腔健康流行病学调查结果：5 岁婴幼儿乳牙龋患率达 70.9%，12 岁儿童龋患率为 34.5%。年轻恒牙是指新萌出、在形态和结构上尚未形成和成熟的恒牙。恒牙开始萌出后，恒牙龋患率开始升高。

1. 细菌

细菌在龋齿发病和发展过程中起重要作用。致龋细菌种类很多，最主要的是变形链球菌和乳酸杆菌。这些细菌与唾液中的黏蛋白和食物残屑混合在一起，黏附在牙齿表面和窝沟中。这种黏合物称为牙菌斑或菌斑。菌斑中的大量细菌使食物残屑或糖发酵产酸，造成菌斑下面的釉质表面脱矿溶解，形成龋洞。

2. 饮食

食物中含有大量的碳水化合物和蔗糖，这些物质既供给菌斑中细菌活动的能量，又通过细菌代谢作用使糖酵解产生有机酸，长期留在牙表面和窝沟中，使釉质脱矿而被破坏。在牙齿发育时期，营养决定牙齿组织的结构，矿化良好的牙齿抗龋性高。如果食物中含有的矿物盐、维生素和微量元素，如钙、磷、维生素 B1、维生素 D 和氟等不足，牙齿的抗龋性就会较低，容易发生龋病。

3. 宿主

宿主包括牙齿和唾液。牙的形态、结构和位置与龋齿发病有明显的关系。牙齿的窝沟是发育过程中留下的缺陷，深窝沟内容易滞留细菌和食物残屑，且不易清除。矿化不足的牙齿，釉质和牙本质的致密度不高，抗龋性低，容易患龋。

唾液是牙齿的外环境，起着缓冲、冲洗、抗菌或抑菌等作用。量多而稀的唾液可以洗涤牙齿表面，减少细菌和食物残屑堆积。量少而稠的唾液易于滞留，会助长菌斑形成和黏附在牙齿表面上。

（三）喂养困难

常见的婴幼儿喂养困难多为母亲认为有"问题"的情况，程度较轻，少数婴幼儿可能存在器质性原因。目前多认为喂养困难或障碍是指固体食物或流质食物在口腔处理阶段发生异常，包括喂养进食技巧不成熟、挑食、食欲低下及拒食。

1. 食物因素

食物来源、品种、搭配与制作不当可致喂养问题。如食物量及种类不当、摄入不足或搭配不均衡。食物品种、质地与婴幼儿发育年龄不符合可出现"挑食"或"拒食"现象。

2. 婴幼儿特点

（1）气质。

不同气质类型的婴幼儿有不同的进食行为，如困难型气质婴幼儿难以抚养，易出现进食行为问题。

（2）进食技能发育不良。

婴幼儿延迟学习新进食技能，导致进食技能发育延迟，可能出现不同程度的进食困难。此外，因咀嚼、吞咽功能差，婴幼儿也会出现"偏食"细软食物，拒绝质地较硬或较长食物的现象。

（3）不良进食经历。

在疾病情况下进餐时曾有过疼痛、恶心等症状经历的婴幼儿进食时会有不愉快的记忆，即使病愈后也可能发生食欲缺乏和厌食行为。部分婴幼儿因有插管、喉镜等治疗操作的记忆，进食时可能会出现拒食现象。

（4）器质性疾病。

婴幼儿患有急、慢性疾病时可能造成喂养困难，重者甚至发生喂养障碍。

3. 喂养互动不良

进餐时家长与婴幼儿的互动及家长的态度会影响婴幼儿进食的效果，如家长能理解婴幼儿进食与自我择食的意愿可促进婴幼儿顺利进食。若家长仅注意婴幼儿营养，强迫婴幼儿进食，则进食将成婴幼儿的负担并诱发焦虑。

家长的喂养方式及态度受文化背景、家长及婴幼儿的特点等方面的影响。除应答型喂养互动模式外，控制型、溺爱型和忽视型均为不良互动模式。

（四）食物过敏

食物过敏是由免疫学机制介导的食物不良反应，即食物蛋白引起的异常或过强的免疫反应，可由 IgE 或非 IgE 介导。正确诊断食物过敏需要合理选择测试方法，口服食物激发试验是确诊食物过敏的"金标准"。对于食物过敏的治疗，目前主要包括严格回避过敏原和对症处理两种方法。

1. 婴幼儿食物过敏原因

婴幼儿食物过敏反应主要抗原物为糖蛋白，食物抗原对热与酶的反应较稳定，物理处理可在一定程度上减少免疫原性，如加热和加压。从理论上说，食物均可诱发过敏，但 90% 的婴幼儿食物过敏与鸡蛋、大豆、小麦、花生等食物有关（见表 6-3），多数国家显示鸡蛋和牛奶是儿童食物过敏最常见的过敏原。

表 6-3　与儿童年龄相关的常见食物过敏原

食物	婴幼儿	年长儿	严重过敏反应
牛乳、羊乳	●		●
鸡蛋	●		●
大豆	●		

续表

食物	婴幼儿	年长儿	严重过敏反应
花生	●	●	●
坚果		●	●
小麦	●		
鱼		●	
贝类（虾蟹、龙虾、牡蛎、扇贝）		●	●
水果		●	●
蔬菜		●	●
籽类（棉籽、芝麻）		●	●
香料	●		

2. 食物过敏发病机制

婴幼儿对食物过敏主要是肠道对食物的免疫反应、摄食后正常免疫反应以及食物过敏免疫反应。食物过敏反应类型见表 6 - 4。

表 6 - 4　食物过敏反应类型

器官、系统	IgE 介导 / 速发型（30 ～ 60 分钟出现症状）	IgE 和非 IgE 介导	非 IgE 介导 / 迟发型（数小时或数天发生）
皮肤	荨麻疹、血管水肿、严重过敏反应。	特应性皮炎。	疱疹样皮炎。
消化系统	口周过敏综合征、胃肠病。	嗜酸性细胞增多性食管炎、胃肠炎。	直肠炎、直肠结肠炎、小肠炎、腹腔疾病。
呼吸系统	鼻炎、结膜炎、支气管痉挛。	哮喘。	含铁血黄素沉着病（与牛奶特异性 IgG 有关）。

3. 食物过敏的表现

（1）IgE 介导食物过敏。

1）皮肤：50% ～ 60% 的 IgE 介导的食物过敏患儿出现皮肤症状。通常摄入食物蛋白后几分钟至 2 小时发生，表现为皮肤瘙痒、潮红、泛发性荨麻疹，口周或眼周的血管性水肿或红斑，严重时伴有呕吐、腹泻、腹绞痛、呼吸困难、喘息、低血压甚至过敏性休克的全身反应。

2）消化系统：几乎所有消化道症状均可以在食物过敏中出现且无特异性，如拒食、呕吐、腹痛、慢性腹泻、便秘、胃肠道出血等。

3）呼吸系统：鼻痒、流涕、慢性咳嗽和喘息等症状，但多不独立出现。牛奶蛋白过敏可引起婴幼儿发生过敏性肺部疾病，主要特征为反复的肺部浸润伴慢性咳嗽，但并不多见。

4）严重过敏反应：临床上将症状累及两个系统以上者称为严重过敏反应。病情进展迅速，常累及心血管系统，出现血压下降及心律失常等症状，严重者可出现过敏性休克或死亡。临床上约 50% 的过敏性休克患者与食物过敏有关。

5）其他：年长儿童可能出现偏头痛、烦躁等主观症状，严重食物过敏可继发贫血、营养不良、生长迟缓等。

（2）非 IgE 介导食物过敏。

症状发生于摄食后 1 小时的又称为迟发型超敏反应。非 IgE 介导的食物过敏也可出现一系列症状，以胃肠道和皮肤表现最常见（见表 6-5）。消化道症状与乳糖不耐受的临床表现相似，如恶心、腹胀、肠道不适及腹泻等，易误诊。迟发型食物过敏可表现环咽肌痉挛、胃食管反流、过敏性嗜酸性粒细胞性食管炎、幽门狭窄、小肠结肠炎综合征、肠病、胃肠炎及直肠结肠炎、便秘及肠易激综合征等多种胃肠道病症。迟发型食物过敏有恶心、呕吐、腹痛、腹泻等胃肠道症状，临床表现有吸收不良、体重下降及生长发育迟缓等。

表 6-5 非 IgE 介导食物过敏

类型	症状
小肠结肠炎综合征	生长迟缓、精神萎靡、腹泻、呕吐、休克
肠病	吸收不良、黏膜萎缩、腹泻
直肠结肠炎	血便、无全身表现

三、社会心理健康问题

（一）抽动障碍

抽动障碍又称抽动症，是起病于儿童和青少年期，以快速、不自主、突发、重复、非节律性、刻板、单一或多部位肌肉运动抽动或（和）发声抽动为特点的一种复杂的、慢性神经精神障碍，为儿童常见行为障碍，主要表现为注意力不集中、多动、冲动等行为，常伴有学习困难，但智能正常或接近正常。男孩发生率明显高于女孩。常用评定量表有康氏量表和艾森博克儿童行为量表等。

（二）入托恐怖症

婴幼儿因情绪特别是焦虑、恐惧和抑郁等导致入园发生困难，并出现回避上托幼机构的心理疾病称为入托恐怖症，是恐怖症的一种特殊类型。入托恐怖症是婴幼儿较常见的行为问题之一，与环境密切相关。

1. 家庭因素

婴儿期依恋障碍易使婴儿出现分离性焦虑进而发展为入托恐怖症。家长在初送婴幼儿上托幼机构时，如果表现出焦虑不安和过分担心的情绪，易对婴幼儿产生投射作用，演化为婴幼儿自身的焦虑与恐惧。少数来自不良家庭环境的婴幼儿也易患入托恐怖症。

2. 自身素质

性格胆小、行为退缩的易感素质婴幼儿易发生入托恐怖症，表现为过分拘谨、喜好他人表扬、任性、不善交友、固执等。部分婴幼儿因家长期望过高，对他人的评价敏感，一旦在托幼机构遭受挫折往往会出现感觉受到伤害，从而拒绝上托幼机构。

（三）孤独症

孤独症又称自闭症，是广泛性发育障碍的代表性疾病。婴幼儿孤独症的患病率为2/万～5/万，男孩多于女孩，男女比例约为（3～6）：1。

1. 病因及临床表现

目前对孤独症的神经解剖及神经生化机制的理解尚处于早期阶段，但遗传是导致孤独症发生的一个重要因素的认识则是明确的。

2. 诊断

婴幼儿孤独症的诊断标准如下：在下列（1）（2）（3）项中，至少有7条，且（1）项至少有2条，（2）（3）项至少各有1条。

（1）人际交往存在质的损害（至少有2条）：

1）对集体游戏缺乏兴趣，孤独，不能对集体的欢乐产生共鸣。

2）缺乏与他人进行交往的技巧，不能以适合其智能的方式与同龄人建立伙伴关系，如仅以拉人、推人、搂抱等行为与同伴交往。

3）自娱自乐，与周围环境缺少交往，缺乏相应的观察和应有的情感反应（包括对父母的存在与否亦无相应反应）。

4）不会恰当地运用眼对眼的注视，以及用面部表情、手势、姿势与他人交往。

5）不会做扮演性游戏（如不会玩"过家家"等）。

6）当身体不适或不愉快时，不会寻求同情和安慰，对别人的身体不适或不愉快也不会表示关心和安慰。

（2）言语交流存在质的损害，主要为语言运用功能的损害（至少有1条）：

1）口头语言发育延迟或不会用语言表达，也不会用手势、模仿等与他人沟通。

2）语言理解能力明显受损，常听不懂指令，不会表达自己的需要和痛苦，很少提问，对别人的话也缺乏反应。

3）学习语言有困难，经常有回声样言语。

4）经常重复使用与环境无关的言辞或不时发出怪声。

5）有言语困难，不能主动与人交谈，难以维持交谈及简单应对。

6）言语的声调、重音、速度、节奏等方面异常，如说话缺乏抑扬顿挫，言语刻板。

（3）兴趣狭窄，活动刻板、重复，坚持环境和生活方式不变（至少有1条）：

1）兴趣局限，常专注于某种或几种行为，如旋转的电扇、固定的乐曲、广告词、天气预报等。

2）活动过度、来回踱步、奔跑、转圈等。

3）拒绝改变刻板重复的动作或姿势，否则会出现明显的烦躁和不安。

4）过分依恋某些气味、物品或玩具的一部分，如特殊的气味、一张纸片、光滑的衣料、汽车玩具的轮子等，并从中得到满足。

5）强迫性地固定于特殊而无用的常规或仪式性的动作或活动。

四、意外伤害

意外伤害是指意想不到的、突然发生的事件导致婴幼儿受伤或死亡，包括各种物理、化学和生物因素。意外伤害是婴幼儿期面临的严重健康问题之一，多数伤害发生在可预见的高危环境中，同时也存在于攻击和自我伤害中，所以现在统称为"伤害"。各国调查结果显示，婴幼儿常见伤害的原因有车祸、跌落、烧伤、溺水等。我国婴幼儿伤害造成死亡的最主要原因是窒息，其次是中毒和跌伤；1～4岁婴幼儿的首位伤害原因是溺水、溺粪，其次是交通伤害。婴幼儿伤害已成为全球日益严重的公共健康问题。

（一）婴幼儿发生伤害的类型

不同年龄段婴幼儿发生伤害的主要类型见表6-6。

表 6 - 6　不同年龄段婴幼儿发生伤害的主要类型

年龄	伤害的类型
<1 岁	在床上或其他地方扭动易让头部或身体卡住；易发生食物窒息、中毒、碰伤、烫伤；易摔下或触摸危险物品致窒息。
1～3 岁	单独玩发生溺水、跌倒；触摸危险物品致窒息、碰伤、烫伤；参与危险活动。
3～5 岁	在游乐场所易发生摔倒，让头部或身体受伤；想自己参与危险活动，或与其他婴幼儿爬高、在街上跑；抚养人降低照顾警惕性发生意外。
>5 岁	在游乐场所易发生摔倒，让头部或身体受伤；试图自己做危险的活动，或与其他幼儿爬高、在街上跑；对新情况缺乏危险判断；对运动缺乏经验，不适当的活动可导致伤害（如头部受伤、骨折）。

（二）环境因素

易发生伤害的环境因素主要有公路交通、水、火、有毒物、动物，一般为多因素并存。比如婴幼儿摔落的高危环境有楼梯、窗户、游乐区、自行车等。

婴幼儿其他
常见疾病

第二节　婴幼儿健康问题改进指导

一、感染性健康问题改进指导

（一）常规预防指导

感染性疾病的常规预防主要从婴幼儿、家庭和托幼机构三个方面进行管理。

1. 婴幼儿卫生习惯

注意培养婴幼儿良好卫生习惯，经常对其进行基础卫生教育。

（1）常洗手。

手经常接触各种物品，可携带各种病原体，因此要特别注意教育婴幼儿餐前、便后、触摸其他人的手或动物后，仔细用清洁液或肥皂流水洗手 20 秒，这是简单、易行、有效的疾病预防措施。

（2）掩嘴咳嗽或打喷嚏。

发生疾病时咳嗽或打喷嚏喷出的飞沫会携带病菌，应教育婴幼儿咳嗽或打喷嚏时用手绢或衣物遮掩口鼻，避免飞沫传播病菌。

2.家庭教育

家长是婴幼儿的第一任教师和榜样，应以身作则培养婴幼儿良好的卫生习惯。家长需学习有关婴幼儿传染病科普知识，帮助照顾患病婴幼儿，保持家庭环境安全与卫生。一旦婴幼儿出现传染病的可疑症状与体征，应及时与社区防疫工作者联系。

3.托幼机构预防

（1）预防策略。

教育婴幼儿勤洗手；定期对婴幼儿衣物、玩具进行清洁与消毒；加强食品安全教育与检查；学习和掌握排除婴幼儿传染病的基本知识，及时报告疫情。

（2）相关护理知识与能力培训。

托幼机构保健工作者可参考相关培训资料，学习婴幼儿传染性疾病早期症状与体征，提高识别传染病早期症状的能力，避免疾病流行；对托幼机构保健人员进行有关婴幼儿传染病护理知识方面的培训，如测量体温、物理退热、按医生处方定时给婴幼儿服药、观察药物副作用等。

（3）开展晨间检查。

托幼机构保健人员应坚持每日早晨进行常规健康观察，筛查早期患传染病的婴幼儿，尽早隔离观察，避免病情加重和传染他人。晨间健康检查重点内容如下：

1）婴幼儿的精神状态及行为改变。

2）婴幼儿是否有皮疹、瘙痒。

3）婴幼儿是否有发热（测量体温）。

4）婴幼儿是否有自诉疼痛或不适。

5）其他症状（如流泪、流涕、呕吐、腹泻等）。

（二）胃食管反流健康指导

1.少量喂养

避免过量、过频进食，应按需或顺应喂养，提供适宜的奶量。配方喂养的婴儿每次可减少30mL，即2～3小时胃排空后再喂；母乳喂养的婴儿一次哺乳时间不长于20分钟，少量多次喂哺。如母亲哺乳时射乳反射强，可用以人造乳头隔开母亲乳头，避免婴儿吞咽过多乳汁而吐奶。

2.打嗝

促使婴儿打嗝可预防吐奶，最好是喂养过程中婴儿能多次打嗝，但不宜为了让婴儿打嗝改变喂养规律。打嗝预防吐奶作用不如少量喂养。

3. 增稠配方

增加乳液黏稠度可缓解吐奶症状，减少吐奶的频率和量。目前市场上有增稠配方销售，含有大米、玉米或马铃薯淀粉，或瓜儿豆胶、刺槐豆胶；亦可自制增稠配方。但增稠配方中的谷物类淀粉会增加能量摄入，导致婴儿体重增长过快。此外，增稠配方可增加乳液渗透压，导致食管下括约肌松弛次数增加，反而易发生更多吐奶。增稠配方存在一定副作用，不宜长期使用。

4. 体位

哺乳时婴儿宜斜抱、半坐位或坐位，使上身竖直姿势；哺乳后竖抱婴儿约 30 分钟，避免哺乳后频繁改变婴儿体位，以减少胃内容物刺激食管下端；或可用斜的垫抬高婴儿头部。婴儿 6 月龄后可让婴儿用助步车（去轮），使婴儿保持直立姿势。

5. 坚持随访观察"危险信号"

健康教育是婴儿胃食管反流的重要处理措施之一。对父母的健康教育包括讲解婴儿胃食管反流的原因、预后，达到安抚家长、解除家长焦虑的目的，减少不必要的医疗干预。同时给家长提供有关科普知识，如教育家长婴儿有饱足感、奶瓶有剩余奶液是正常现象，每餐奶量可有不同。

（三）肠绞痛健康指导

1. 预见性指导

在婴儿 6 周龄时，开始对家长进行基于行为原则的育儿指导，有助于预防 12 周以上婴儿发生哭闹夜惊。0～3 月龄是婴儿发育的过渡期，大多数婴儿都能顺利渡过。建议家长通过改变带养的方式来解决 3 月龄以内的婴儿非器质性功能障碍引起的哭闹。

2. 低敏性配方奶

有特应性疾病家族史的婴儿建议采用牛奶蛋白水解配方，但仅有少量证据表明深度水解以及部分水解配方有效。

3. 护理指导

增加婴儿的安全感，如用襁褓包婴儿或采用袋鼠式搂抱，采用改良的"蜡烛包"，进行腹部按摩，使婴儿体位舒适，用轻摇摇篮、舒缓音乐安抚婴儿。

4. 健康教育

帮助家长放松、减少焦虑，与家长讨论控制或减少婴儿哭闹的方法，关注婴儿愉快表现。改变家长对婴儿哭闹一定指示"不正常"的想法，婴儿哭闹也可能是给成人的反馈或者显示比较有活力的表现。

二、非感染性健康问题改进指导

（一）食品安全指导

世界卫生组织对于预防食源性疾病曾提出从 5 个方面预防公共卫生问题：预防病原菌播散；生熟分开，防止熟食被污染；烹饪时间与温度适当；储存食物温度适宜；饮用水和生食的安全。

1. 预防

（1）预防食物细菌生长。

避免摄入未经巴氏消毒的奶制品；避免食用生或半熟的鸡蛋、肉类、鱼和贝壳类食物；避免食用生蔬菜；避免婴幼儿食用蜂蜜（蜂蜜可能含有肉毒杆菌）；避免婴幼儿直接食用罐装食物，在食用罐装食物时注意食物的保存方法（见表 6 - 7）。

表 6 - 7　罐装食物的保存方法

食物状态	保存温度	食物类型	保存时间
开启后	加盖冷藏（<4℃）	水果罐头	2～3 日
		肉类	1 日
		肉与蔬菜混合食物	2 日
未开启	按保存方法		按储藏期限

（2）预防污染。

婴幼儿在进食前、接触宠物后，家长在接触食物前后均需要洗手；坚持用热水、厨房专用洗涤剂清洗厨房用具；肉类、禽类、海鲜类食物要与其他食物分开准备，避免交叉污染；由于婴幼儿咀嚼功能不成熟，食物的大小、形状要合理。

（3）避免进食引起窒息。

进食时应安静，避免边走边吃或边跑边吃，以免发生窒息。可致婴幼儿窒息的食物见表 6 - 8。

表 6 - 8　可致婴幼儿窒息的食物

食物性状	食物种类
小、硬	坚果、爆米花、干薄状点心、薯条、盐脆饼条、生胡萝卜粒、生豆、橄榄、苹果块、有核樱桃、玉米粒。

续表

食物性状	食物种类
滑	葡萄、大块肉、果冻、硬糖、棒糖。
黏	花生酱、口香糖、乳脂糖、焦糖、棉花糖、果脯、豆形胶质软糖、果脯卷。

2.健康教育

（1）养成良好卫生习惯。

让婴幼儿养成随时洗手的习惯；给婴幼儿准备的食物、餐具等可以放入餐盘，不要直接放在餐桌上；食物的准备、储存与进餐区域要分开；宠物不宜进入餐厅，尤其进餐时必须避免；垃圾应及时清理，垃圾筒每日清理干净；家长或烹饪者的手受伤后须戴手套接触食物与餐具，或停止参与烹饪。

（2）食品的保存温度应适宜。

细菌在 21 ～ 71℃的环境中繁殖速度最快，食物在此温度内存放不能超过 2 小时，所以购买食物后应迅速冷藏或冷冻，肉类、禽类食物尤其需要冷冻，如冷藏只能保存 1 ～ 2 日。

（3）婴幼儿餐具的清洗。

使用洗碗机清洁餐具，最适宜的温度是 82℃；人工清洗需要将餐具完全浸入热水中，冲洗至少 30 秒，自然晾干。

（4）学习急救及卫生知识。

鼓励婴幼儿自己进食，但旁边应有成人监护，如果有意外情况发生，能及时进行救助；购买食物时应对其包装、标识进行仔细检查，购买经过卫生检验的食物。

（二）龋齿健康指导

预防龋齿的基本原则是针对发病因素，采取相应措施，对婴幼儿进行口腔健康教育。培养婴幼儿良好的口腔卫生习惯，需要家长的参与及主导。

1.饮食

控制含糖饮食；多吃蔬菜、水果和含钙、磷、维生素多的食物；多吃含纤维质的食物；减少食物残屑在口腔中堆积；充分咀嚼食物，既能预防牙周组织疾病，又能摩擦牙面，减少龋齿发生。

2.减少或消除病原刺激物

改善口腔环境，最有效的办法是引导婴幼儿刷牙和漱口。清除牙菌斑应从第一颗乳牙萌出开始，婴儿可由家长用湿润的纱布或指套牙刷轻轻清洁牙齿和按摩牙龈。婴幼儿3岁以后就可以开始学习刷牙，尽可能做到早晚各刷一次，饭后漱口。刷牙要顺刷，即"上牙由上往下刷，下牙由下往上刷，里里外外都刷到"，刷牙后要漱口。婴幼儿使用的牙刷毛束不超过两排，每排5～6束，毛质要软。

3. 局部使用氟化物

氟化物可以改变釉质表面或表层结构，增强抗龋性。对龋齿易感的婴幼儿，可以根据具体情况选用含氟牙膏、漱口水、保护漆、凝胶、泡沫等措施预防龋齿。氟化方法对发育期尚未萌出的牙和已萌出的牙都有作用。

4. 窝沟封闭

对于婴幼儿的恒牙和乳磨牙，通过窝沟封闭技术可以对其窄而深的窝沟实施早期封闭，预防窝沟龋齿的早期发生。封闭的最佳时期是牙齿完全萌出，龋齿尚未发生的时候。乳牙在3～4岁，第一恒磨牙在6～7岁，第二恒磨牙在11～13岁是最适宜的年龄。

5. 定期口腔检查

建议学龄前婴幼儿每3个月进行一次口腔检查，学龄儿童每6个月进行一次口腔检查。

总之，当前还没有能够预防龋齿发生的最有效的单一方法，因此预防龋齿要防治结合，有计划地开展口腔保健工作。

(三) 喂养困难指导

多数婴幼儿喂养困难具有暂时性，轻者随年龄增长逐渐恢复正常，3%～10%的程度较重，持续存在者可出现生长发育迟缓、营养不良、语言发育迟缓等问题。存在单纯喂养行为问题的婴幼儿，经合理干预治疗后可矫正。由受过训练的临床医生对抚养者进行教育是婴幼儿喂养成功的必要条件。

1. 喂养者的责任

家长应学习应答型喂养方式，以有效区分不同角色应承担的责任。如家长可决定婴幼儿的进食地点、时间及食物，判断婴幼儿进食情况；家长设定进食规则、进行进餐示范、正面谈论食物，对婴幼儿在进餐过程中的饥饿和饱足信号及时反馈。由婴幼儿根据自身饱足及饥饿情况决定吃不吃、吃多少。

2. 进食基本规则

家长应了解婴幼儿进食基本规则，包括控制进食时间、良好的就餐环境及培养婴幼儿进食技能等。家长对生长正常的婴幼儿应重点关注饮食行为问题，不宜过度焦虑或采取强迫进食方式。

（1）避免进食时用电视、电话、玩具等方式分散婴幼儿的注意力。

（2）家长对婴幼儿就餐情况保持中立态度。

（3）进食规律、促进食欲。限制就餐时间在 20 ～ 30 分钟，每日坚持 4 ～ 6 餐，餐间适量饮水。

（4）为婴幼儿提供的食物的种类及质地要与其年龄相符。

（5）给小婴儿逐渐引入新食物。

（6）鼓励较大的婴儿及幼儿自己进食，包括抓食。

3. 进食技能训练

进食技能训练是减少喂养困难发生的有效方法之一。家长应在关键时期给婴幼儿充分的机会发展进食技能，包括适当的口腔刺激，增加口腔运动力量及协调性，改善肌肉张力和姿势控制；选择不同形状、大小的奶瓶或杯子，有利于不同进食能力的婴幼儿摄入液体食物，如乳类食物。

（四）食物过敏健康指导

食物过敏主要通过饮食管理、药物对症治疗、健康教育等几个方面来进行干预。

1. 饮食管理

（1）完全回避致敏食物。

这是目前治疗食物过敏唯一有效的方法。牛奶蛋白过敏需采用低敏配方乳。鸡蛋、大豆、花生、坚果及海产品等食物过敏者可用其他食物替代。多食物过敏婴幼儿可选用低食物过敏原饮食，如谷类、羊肉、黄瓜、菜花、梨、香蕉、菜籽油等。同时密切观察婴幼儿摄食后反应，避免其他少见的食物过敏发生。严格回避致敏原因包括回避食物标签中所有的相关成分。

（2）食物替代品。

1）母乳喂养婴儿。多因母亲摄入牛奶制品致婴幼儿牛奶蛋白过敏。建议母亲回避牛奶制品，若症状缓解，可继续母乳喂养，但母亲需补钙。若母亲回避牛奶制品不能缓解婴幼儿中、重度过敏症状，则应采用低敏配方喂养。

2）配方乳喂养婴儿。可选用低敏配方乳喂养，包括氨基酸配方乳和深度水解蛋白配方乳。氨基酸配方乳不含牛奶蛋白，是牛奶过敏婴儿理想的食物替代品。深度水解蛋白配方乳是采用工业方法将牛奶蛋白处理成短肽或部分氨基酸，但仍残留有少许免疫原性，约10%的婴儿不能耐受。深度水解蛋白配方乳口感较氨基酸配方乳好、价格略低、家长依从性较好，故各国指南均建议首选深度水解蛋白配方乳，其次为氨基酸配方乳。过敏症状严重但非IgE介导食物过敏者建议首选氨基酸配方乳（要素饮食）。

2. 药物对症治疗

回避致敏食物的同时，如症状严重需转皮肤科、呼吸科、耳鼻咽喉科及消化科对症治疗。食物蛋白诱发的严重过敏反应危及生命，需迅速处理。

多数食物过敏患儿预后良好，随年龄增长有自愈趋势（见表6-9）。

表6-9 食物过敏自然病程

过敏食物	症状出现年龄	耐受年龄
鸡蛋白	6～24个月	7岁（75%缓解）
牛奶	6～24个月	5岁（76%缓解）
花生	6～24个月	持续（20%在5岁缓解）
坚果	1～2岁、成人	持续（20%在7岁缓解）
鱼	年长儿、成人	持续
甲壳类	成人（60%）	持续
小麦	6～24个月	5岁（80%缓解）
大豆	6～24个月	2岁（67%缓解）
猕猴桃	任何年龄	
苹果、桃、胡萝卜	年长儿、成人	

3. 健康教育

（1）定期随访。

随着婴幼儿年龄增长，食物过敏有消退趋势，有过敏性休克家族史或严重食物过敏症状的婴幼儿的饮食回避时间应延长。

（2）营养教育。

家长应学习营养知识，学习阅读食品标签，减少婴幼儿接触致敏食物的机会。治疗过程中，医生、营养师与家长共同监测婴幼儿体格发育及营养状况，及时调整饮食治疗方案，避免发生营养不良。

（3）风险教育。

家长与食物过敏婴幼儿应了解严重过敏反应的后果，曾发生严重过敏反应的婴幼儿宜随身备有救助卡片，便于紧急情况的及时处理。

三、社会心理健康问题改进指导

（一）抽动障碍预防及指导

对于抽动障碍通常采用心理行为治疗结合药物治疗，婴幼儿、家长和托幼机构应同时参与干预。心理行为治疗是短暂性抽动障碍、轻度慢性抽动障碍的主要治疗方法，也是严重抽动障碍综合治疗的一个方面，对药物治疗起辅助作用。

1. 心理治疗

心理支持通过进行支持性心理咨询，使婴幼儿了解疾病的性质，减少因疾病而产生的自责，正确处理同伴关系，理性面对同伴的误解和嘲笑。这不仅是针对婴幼儿，对家庭和学校的干预同样重要。心理咨询可缓解家长焦虑、紧张的心情。

2. 家庭教育

家长应了解疾病的特征，认识到婴幼儿是因疾病而产生了问题行为，自我缓解担心和焦虑的心情，避免过度关注婴幼儿的抽动行为。此外，调整生活方式，密切观察和耐心等待婴幼儿抽动症状的消失通常是有效的方法。

3. 托幼机构干预

托幼机构老师向婴幼儿讲解抽动障碍基本知识，包容和关心抽动障碍婴幼儿。婴幼儿因患病而影响其在园生活的，应适当减轻其负担，鼓励婴幼儿参加正常的集体生活，帮助其维持正常的伙伴关系，提高自尊心。

4. 行为治疗

年龄较大的婴幼儿可通过行为治疗进行干预，主要的做法包括：习惯方向训练、密集练习、放松训练、自我监察、认知行为治疗、生物反馈训练、自信心训练等。

（二）入托恐怖症预防及指导

1. 认知行为疗法

认知行为疗法为入托恐怖症的主要治疗方法，效果较好，具体方法包括系统脱敏法、阳性强化法、认知重组法、暴露疗法和心理剧疗法等。其中，暴露疗法和认知重组法可提高婴幼儿的社交技巧，减少社交焦虑，改变歪曲的认知，帮助婴幼儿入托。

2. 家庭配合

家庭配合是治疗成功的关键因素。婴幼儿保健医生可帮助父母认识婴幼儿入托恐怖症产生的原因，尽可能消除家庭环境或家庭教育的不良因素，减少入托对婴幼儿的刺激，逐渐减轻婴幼儿的心理压力，如多与婴幼儿交流各种话题，可让婴幼儿参与家务，在家活动不过多干涉，但要求婴幼儿生活规律（就餐、睡眠等）。当婴幼儿主动讲述在托幼机构的生活时家长应仔细聆听，带领婴幼儿到托幼机构附近玩耍；常与老师联系，聆听老师的建议，互通婴幼儿在托幼机构与在家情况。此外，若入托恐怖症是由托幼机构应激事件引发，治疗者和婴幼儿父母应与托幼机构沟通协调，尽可能避免和减少托幼机构方面的诱因。

（三）孤独症预防及指导

1. 教育实施

对婴幼儿孤独症最基本的干预是采取教育措施。教育计划的制订应是个性化的，要因人而异。强化早期干预可减少患孤独症的婴幼儿的不适当和刻板的行为，增强他们参与社会性游戏活动的兴趣，培养他们自我服务的意识，并促进其语言和非语言交流技能的发展。

2. 行为治疗

行为治疗又称行为矫治，其目的在于减少婴幼儿病态行为，如攻击行为、自伤、刻板行为等，增加其社会化行为。在行为治疗中，对婴幼儿行为的塑造分成小步骤进行，并对每一步设定的行为给予强化，从易到难，逐渐至更复杂和更抽象的技能学习。

3. 语言治疗

使孤独症婴幼儿更有效地交流是治疗中的一个主要目标。即使有些婴幼儿不说话，治疗也能帮助婴幼儿学习使用非语言的交流方式。对可以进行语言交流的婴幼儿，治疗将帮助他们在实际生活中有效地使用各种不同的语言方式进行社会交往。

4. 家庭支持

家庭支持主要包括对父母的咨询，给予父母情绪上的支持，为这类患儿的父母提供一些手册或书籍，使父母理解婴幼儿。为了更好地鼓励婴幼儿，应当帮助父母理解孤独症的性质，以及婴幼儿独特的行为、发育上的优势与弱点，使父母学会一些具体的应对方法和适应性技能。

5. 药物治疗

对有行为紊乱、刻板行为、尖叫等症状的患儿可以使用抗精神病药物中的氟哌啶醇、奋乃静、氯丙嗪等。对有严重攻击行为、冲动、活动量较多、自伤行为患儿可使用卡马西平、纳曲酮等药物治疗，前者对伴有癫痫发作的患儿效果更好。对存在注意力不集中、活动一刻不停的患儿可试用中枢神经兴奋剂。[1]

---

[1] 江载芳，申昆玲，沈颖. 诸福棠实用儿科学. 8 版. 北京：人民卫生出版社，2015.

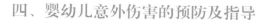

四、婴幼儿意外伤害的预防及指导

研究伤害的主要目的就是预防伤害的发生并且减低伤害的严重程度。在伤害发生前，阻断伤害可能发生的所有环境，是最有效的手段。

（一）意外伤害的三级预防

1. 一级预防

通过减少能量传递或暴露的机制来控制或消除导致伤害发生的危险因素。比如交通安全法律、游泳池周围的栅栏、有毒物品的安全盖等都属于一级预防措施。

（1）健康教育。

对婴幼儿开展伤害预防健康教育，提高婴幼儿对伤害预防的意识，加强自我保护。比如进行防火、交通安全、防电、防溺水等的专题教育，可以降低这些伤害易发人群的暴露危险。

（2）健康促进。

通过各种渠道和途径，教育、指导和帮助婴幼儿及家长加强自我保健的能力和促进行为的改善，以预防和减少伤害的发生。

2. 二级预防

目的是当伤害发生时，降低伤害的程度。比如轮滑的头盔及护具、安全带、救生衣等都是二级预防物品。需要注意的是，二级预防措施并不能够减少所有伤害的程度。例如头盔对降低头部损伤非常有效，但对于身体其他部位的损伤则缺乏保护作用。

3. 三级预防

目的是当伤害发生后，通过采取一定的措施，控制伤害的结果。如现场紧急救助、心肺复苏、康复等均属三级预防。

（二）哈德逊伤害预防的十大策略

美国原国家公路交通安全局负责人威廉姆·哈德逊（William Haddon）在伤害的预防与控制方面做了大量研究，提出了预防与控制伤害发生和减少死亡的十大策略。

1. 预防危险因素的形成

比如禁止生产有毒、致癌的玩具；禁止生产和出售具有危险性的婴幼儿车辆；禁止进口或销售潜在有害物质；在生产对人体健康存在重大安全隐患的物品时，同步建立防护措施等。

2. 减少危险因素的含量

如为了预防车祸，限制车辆的速度；限制婴幼儿使用武器；降低涂料中铅的含量等。

185

3.防止或减少危险因素的释放

使用安全的药物容器盛放药物，防止婴幼儿误食药物引起中毒；建议婴幼儿食用巴氏消毒奶；改进婴幼儿车辆刹车系统的灵敏性等。

4.减少危险因素释放率及空间分布

减缓危险因素的释放速度，如降低初学者滑雪的坡度，玩轮滑时骑手戴安全帽和护具，婴幼儿乘车出行使用安全座椅等。

5.从时间和空间分离危险因素与易伤害者

比如在繁忙的公路上，行人走人行道，快车、慢车车道分开等；在某些特殊场合下戴安全帽，穿防护服，戴手套等。

6.利用屏障分离危险因素与易伤害者

比如用绝缘物把电缆与人隔开。

7.减少危险因素的危险性

改变危险因素的基本性质。如家庭或园所使用圆角家具；婴幼儿活动场所突出的尖锐器件应改成钝角或软体，以防触及人体导致伤害等。

8.增加对危险因素的抵抗力

比如提高建筑物的加固标准；增强婴幼儿对危险因素的抵抗力，平时加强体育锻炼，增强体质，以降低意外伤害的程度等。

9.快速处理伤害的反应能力

对已造成的损伤提出有针对性的应对措施。比如拨打急救电话；会使用灭火器和火灾预警系统、电源截断系统等；让急救中心派车及时将受伤者运走，实施抢救措施，减少残疾率和死亡率。

10.有效进行急救治疗和康复治疗的能力

改善医疗及康复条件，发生伤害后，现场及时进行医疗急救和合理医疗，做好后续康复治疗工作。

托育延伸 ▶ ────────────────────────────────────

"医教结合"的解读

医教结合是将医学、教育学、心理学等学科相结合，将教育队伍与医学队伍相结合，将教育教学与康复医学相结合，建立医生、教师、家长对婴幼儿的共同评估和干预机制。医教结合是教育、保健、康复三个领域的结合，为保教老师能够针对孩子的具体情况实施个别化的教育、保育和康复提供了科学依据。医教结合应用到具体实践中，包含三层概念：

1. 保教融合

保教融合是我国幼儿教育的重要特色，无论托育中心还是幼儿园，都坚持保育与教育紧密结合，遵循婴幼儿身心发展特点和规律实施保教活动，促进婴幼儿身心健康发展。在托幼机构日常工作中，健康检查、卫生消毒、免疫疾控、营养膳食、保教活动、健康宣教等各方面都融合了医教结合的理念。

2. 托幼机构和外部医疗资源（包括医疗机构和医生）联动

建立定期定点医教结合的运作机制，例如"一校一医"制度，就是把医学保健服务真正纳入日常管理、保教活动和家庭健康宣教工作中。

3. 面向特殊儿童群体开展医教结合

结合医疗康复和教育康复，对特殊群体实施评估、干预和康复训练。这一点需要由能够开展特殊教育、融合教育的专业团队结合医学机构共同实践，目前能够做到的托幼机构不多。

"医教结合"已经成为托育综合服务新模式。目前，越来越多的城市依托医院医疗保健资源加入"医教结合"托育照护服务的探索和尝试中，让托育变成一项专业的普惠性服务，让更多的婴幼儿能够"幼有所育""幼有善育"。

五、婴幼儿急救处置实训

案例：某医院接收一名 5 岁男童，因吸食一颗 3cm 的果冻导致窒息，入院时呼吸和心跳停止约 50 秒。随后医生立即进行气管插管，将果冻吸出，经过一系列抢救，包括心肺复苏、气管插管、使用药物等，心跳虽然恢复，但是因窒息时间过长引发脑缺血，导致脏器功能出现衰竭，男童最终还是没有抢救过来。此事件让人感到悲痛，也令人警醒。

急救相关知识

（一）异物堵塞气道诊断与急救

1. 实训目的

无论是婴幼儿还是成人，都有可能面临被异物堵塞呼吸道导致窒息的危险情况。一旦呼吸道被堵塞，每分每秒都面临着死亡，这时候去医院已经来不及了。此时及时进行诊断和急救，对于成功挽救生命至关重要。

2. 实训重难点

异物堵塞气道的识别，准确熟练掌握施救方法。

3. 计划与实施

实训计划与实施内容见表 6-10。

表 6 - 10　实训计划与实施内容

课程名称	婴幼儿健康评估与指导	项目名称	异物堵塞气道诊断与急救
实训时数	2	实训类型	综合性
实训用物	人体模型、海绵垫。		

教学内容、教学过程和时间分配

一、讲解本次实训安排（5 分钟）

　　示范→回忆并模拟→分组练习→评价总结

二、示教操作步骤，讲解操作重点及注意事项（20 分钟）

　　（一）异物堵塞气道的诊断标准

　　1. 婴儿异物堵塞气道识别

　　（1）面色潮红：可出现面色潮红，继而出现青紫或苍白。

　　（2）呼吸困难：突然出现呼吸急促、鼻翼扇动、吸气时肋间和剑突下凹陷等症状。

　　（3）不能发声：不能咳嗽，无法发出哭声。若婴儿出现意识丧失、呼吸心跳停止，请参考心肺复苏急救措施。

　　2. 幼儿异物堵塞气道识别

　　（1）无法呼吸或者呼吸极其费力（观察肋骨间和锁骨上是否有明显凹陷），不能正常说话或者根本没法说话。

　　（2）呼吸作响。

　　（3）无法正常咳嗽。

　　（4）指甲和嘴唇呈蓝色或灰色，脸色浅灰（因为缺氧导致）。

　　（5）双手捂着脖子（窒息的普遍症状）。

　　（6）失去意识。

　　（二）操作流程

　　1. 5 次拍背法

　　将婴幼儿的身体置于施救者前臂上，头部朝下，施救者用手支撑婴幼儿头部及颈部。用另一只手的掌根在婴幼儿背部两肩胛骨之间拍击 5 次。

　　2. 5 次压胸法

　　经上述方法堵塞物仍未排出，实施 5 次压胸法。婴幼儿平卧，面向上，躺在坚硬的地面上，施救者跪下或立于其足侧；或取坐位，并使婴幼儿骑在施救者的两大腿上，面朝前，施救者以两手的中指或食指放在婴幼儿胸廓下和脐上的腹部，快速向上重击压迫，但要刚中带柔。重复操作，直至异物排出。

　　（三）操作评价

　　（1）胸外按压方向需垂直向下；

　　（2）按压要有节奏感，每秒 1 次，按压深度为 4cm，按压的时候注意胸廓回弹；

　　（3）每次按压结束后，需要检查婴幼儿口腔内是否有异物排出。

　　注意：如胸外按压 5 次未见异物排出，需要背部叩击和胸外按压两个步骤反复交替操作，直到异物排出。取出异物后如果婴幼儿没有呼吸和心跳，应立即进行心肺复苏操作，直到医护人员赶到。

　　（四）风险预防

　　（1）家长应注意避让婴幼儿接触可能造成窒息的食物或物品，如坚果、硬糖、胶冻状食物、爆米花、气球、硬币、笔帽、瓶盖、橡皮等。

　　（2）家长应教导婴幼儿细嚼慢咽，在婴幼儿进食时避免让其大哭、大笑。

　　（3）家长应注意婴幼儿进食时的姿势，如避免其躺在床上吃东西。

三、学生分组练习（60 分钟）

四、总结（5 分钟）

续表

注意事项	1. 婴幼儿异物卡喉在临床上非常常见，而卡喉后出现的窒息可危及生命，所以需要第一时间将婴幼儿喉咙里的异物排出。 2. 不可倒背婴儿，或让其饮水、催吐，以免异物进一步卡死而造成窒息。 3. 在急救过程中，应密切关注婴幼儿的生命体征，一旦呼吸、心跳消失，要立即进行心肺复苏，直到专业医护人员赶来。

4. 操作评价

具体评价事项见表 6‑11。

表 6‑11　异物堵塞气道评价表

班级_____　　　姓名_____　　　学号_____　　　成绩_____

项目	总分	技术操作要求	评分等级			得分	备注
			A	B	C		
婴幼儿异物堵塞气道的表现	30	婴儿： 面色表现；	5	3	0		
		呼吸困难表现；	5	3	0		
		不能发声表现。	5	2	0		
		幼儿： 面色、指甲、唇色表现；	5	4	0		
		窒息的症状（双手捂着脖子）；	5	2	0		
		呼吸费力表现（肋骨间和锁骨上是否有凹陷）。	5	3	0		
操作流程	55	说出有几种操作方法。	5	0	0		
		（1）5 次拍背法： 患儿摆放体位；	10	7	0		
		施救者操作手法。	15	6	0		
		（2）5 次压胸法： 按压方向；	5	4	0		
		按压深度；	10	6	0		
		每次按压结束后是否观察异物排出。	10	0	0		
结束阶段	15	异物未排出是否需要背部叩击和胸外按压交替操作；	8	6	0		
		异物排出后无呼吸、心跳该进行哪一步。	7	5	0		
总分			100				

主考教师：　　　　　　　　　　　考核日期：　　年　　月　　日

（二）心搏、呼吸骤停诊断与急救

心肺复苏（CPR）是在心搏、呼吸骤停的情况下所采取的一种急救措施，包括胸外按压形成暂时性人工循环、人工呼吸纠正缺氧，其目的是使心脏、肺恢复正常功能，以挽救生命。

1. 实训目的

（1）科学判断心搏、呼吸骤停。

（2）熟悉心肺复苏流程和方法。

2. 实训重难点

（1）心搏、呼吸骤停的准确判断。

（2）克服心理恐惧，完成心肺复苏操作。

3. 计划与实施

实训计划与实施内容见表 6-12。

表 6-12　实训计划与实施内容

课程名称	婴幼儿健康评估与指导	项目名称	心搏、呼吸骤停诊断与急救
实训时数	2	实训类型	综合性
实训用物	纱布、人体模型、笔、记录单、表。		
教学内容、教学过程和时间分配			

一、讲解本次实训安排（5分钟）
　　示范→回忆并模拟→分组练习→评价总结
二、示教操作步骤，讲解操作重点及注意事项（20分钟）
　　（一）科学判断心搏、呼吸骤停
　　临床表现为突然昏迷，部分有一过性抽搐、呼吸停止、面色灰暗或发绀、瞳孔散大和对光反射消失。大动脉（颈、股动脉）搏动消失，听诊心音消失，如做心电图检查可见等电位线、电机械分离或心室颤动等。
　　一般婴幼儿突然昏迷及大血管搏动消失即可诊断，但在紧急情况下，触诊不确定有无大血管搏动亦可拟诊（检查大血管搏动：婴儿触摸肱动脉，幼儿触摸颈动脉或股动脉，10 秒之内做出判断）。迅速评估环境对抢救者和患儿是否安全，将心搏、呼吸骤停患儿仰卧于硬质平面上。
　　（二）操作流程
　　迅速和有效地进行 CPR 对于自主循环恢复和避免复苏后神经系统后遗症至关重要。CPR 程序为 CAB，即胸外按压（C）、开放气道（A）和建立呼吸（B），强调"黄金 4 分钟"。
　　1. 胸外按压（C）
　　当发现患儿无反应、没有自主呼吸或只有无效的喘息样呼吸时，应立即实施胸外按压，其目的是建立人工循环。
　　胸外按压方法：对于新生儿或婴儿，单人使用双指按压法（将两手指置于乳头连线下方按压胸骨，见图 6-1）或使用双手环抱拇指按压法（将两手掌及四手指托住两侧背部，双手大拇指按压胸骨下三分之一处，见图 6-2）。

续表

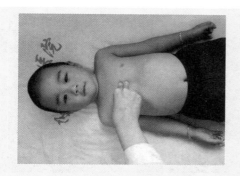

图 6-1　双指按压法

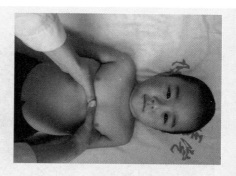

图 6-2　双手环抱拇指按压法

对于幼儿，可用单手或双手按压胸骨下半部。单手胸外按压时，可用一只手固定患儿头部，以便通气，另一手的手掌根部置于胸骨下半段，手掌根的长轴与胸骨的长轴一致（见图 6-3）。双手胸外按压时，将一手掌根部重叠放在另一手手背上，十指相扣，使下面手的手指抬起，手掌根部垂直按压胸骨下半部（见图 6-4）。注意不要按压到剑突和肋骨。

按压深度：至少为胸部前后径的三分之一（婴儿大约为 4cm，幼儿大约为 5cm，青春期儿童最大不超过 6cm）。

按压频率：100～120 次 / 分，每一次按压后让胸廓充分回弹，双手不可在每次按压后倚靠在患者胸上，以保障心脏血流的充盈。应保持胸外按压的连续性，尽量减少胸外按压的中断（<10 秒）。

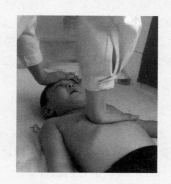

图 6-3　单手胸外按压

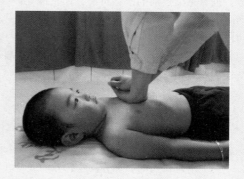

图 6-4　双手胸外按压

2. 开放气道（A）

婴幼儿尤其是低龄婴幼儿主要为窒息性心搏骤停，因此，开放气道，实施有效人工通气是婴幼儿心肺复苏成功的关键措施之一。首先应清理口、咽、鼻分泌物、异物或呕吐物，必要时进行口、鼻等上气道吸引。

开放气道多采取仰头抬颌法：用一只手的小鱼际（手掌外侧缘）部位置于患儿前额，另一只手的食指、中指置于下颌，将下颌骨上提，使下颌角与耳垂的连线和地面垂直（见图 6-5）。注意手指不要压颏下软组织，以免阻塞气道。

疑有颈椎损伤者可使用托颌法：将双手放置在患儿头部两侧，握住下颌角向上托下颌，使头部后仰程度为下颌角与耳垂连线和地面成 60°（幼儿）或 30°（婴儿）（见图 6-6）。若托颌法不能使气道通畅，应使用仰头抬颌法开放气道。

续表

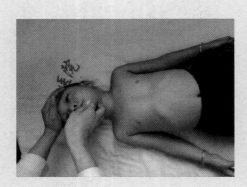

图 6-5　仰头抬颌法

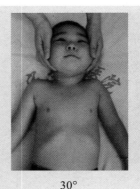
30°

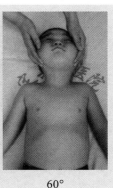
60°

图 6-6　托颌法

3.建立呼吸（B）

口对口人工呼吸：此法适合于现场急救。施救者先深吸一口气，如患儿是 1 岁以下婴儿，可将嘴覆盖口和鼻。如果是较大的幼儿，用口对口封住，拇指和食指紧捏住患儿的鼻子，保持其头后倾。将气吹入，同时可见患儿的胸廓抬起。停止吹气后，放开鼻孔，使患儿自然呼气，排出肺内气体。应避免过度通气。

口对口人工呼吸即使操作正确，吸入氧浓度也较低（<18%）；操作时间过长时施救者容易疲劳，也有感染疾病的潜在可能，如条件允许或医院内的急救，应尽快采取辅助呼吸的方法。迅速启动应急反应系统：如果有 2 人参与急救，则一人在实施 CPR 的同时，另一人迅速启动应急反应系统（如电话联系"120"或附近医院的急救电话）。如果只有一人实施 CPR，则在实施 5 个循环的 CPR（30：2 的胸外按压和人工呼吸）后，迅速启动应急反应系统，并尽快恢复 CPR，直至急救医务人员抵达或患儿开始自主呼吸。

（三）操作评价

（1）胸外按压方向需垂直向下。

（2）按压频率为 100～120 次 / 分，每一次按压后让胸廓充分回弹，按压要有节奏感，按压深度至少为胸部前后径的三分之一（婴儿大约为 4cm，幼儿大约为 5cm，青春期儿童最大不超过 6cm）。

（3）清理口、咽、鼻分泌物、异物或呕吐物，必要时进行口、鼻等上气道吸引。

（4）先深吸一口气，如患儿是 1 岁以下婴儿，可将嘴覆盖口和鼻。如果是较大的幼儿，用口对口封住，拇指和食指紧捏住患儿的鼻子，保持其头后倾。将气吹入，同时可见患儿的胸廓抬起。停止吹气后，放开鼻孔，使患儿自然呼气，排出肺内气体。应避免过度通气。

三、学生分组练习（60 分钟）

四、总结（5 分钟）

注意事项	1.操作时动作迅速准确。 2.急救时注意解开患儿衣领，抽去枕头。 3.必须将患儿置于硬质平面上。

4.操作评价

具体评价事项见表 6-13。

表 6 - 13 心肺复苏评价表

班级_____ 姓名_____ 学号_____ 成绩_____

项目	总分	技术操作要求	评分等级			得分	备注
			A	B	C		
准备阶段	10	仰卧于硬质平面上。	10	0	0		
操作流程	55	清除口腔分泌物；	5	3	0		
		头部摆放位置；	10	7	0		
		按压部位；	10	7	0		
		按压深度；	10	6	0		
		按压频率；	10	5	0		
		胸外按压与呼吸比；	5	3	0		
		完成 5 个呼吸。	5	2	0		
结束阶段	35	判断复苏效果：					
		触及颈动脉搏动；	7	4	0		
		观察瞳孔对光反射；	7	5	0		
		自主呼吸；	7	3	0		
		皮肤颜色；	7	5	0		
		意识。	7	4	0		
总分		100					

主考教师： 考核日期： 年 月 日

 本章小结

婴幼儿健康问题诊断与改进指导	
必备知识	操作技能
1. 婴幼儿常见健康问题的种类、成因及主要表现等基本知识； 2. 婴幼儿常见健康问题的诊断、预防与改进指导等基本知识。	1. 感染性健康问题的诊断与指导方法； 2. 非感染性健康问题的诊断与指导方法； 3. 社会心理健康问题的诊断与指导方法； 4. 意外伤害的预防与指导方法。

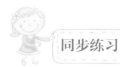 同步练习

一、名词解释

感染性疾病 食源性疾病 食物过敏 孤独症

二、简答题

1. 简述婴幼儿常见疾病的典型症状。

2. 简述食源性疾病的预防原则。

3. 简述婴幼儿孤独症的主要表现。

4. 简述婴幼儿意外伤害的预防措施。

三、分析讨论

1. 如何正确预防与处置婴幼儿食物过敏问题？

2. 如何准确诊断与改进婴幼儿孤独症？

四、拓展学习与实践

1. 分组设计并实施一次婴幼儿常见感染病或非感染病社会调查，并撰写一份调查报告。

2. 分组前往相关专业婴幼儿保健或医疗机构，在专业人士指导下，开展婴幼儿常见健康问题诊治见习工作。

参考文献

［1］黄世勋. 幼儿健康教育. 北京：中国劳动社会保障出版社，1999.

［2］陈帼眉. 学前儿童发展与教育评价手册. 北京：北京师范大学出版社，1994.

［3］张振华. 教育评价理论若干问题刍议. 教育研究，1991（5）：74-77.

［4］孙玉梅，张立力. 健康评估. 4版. 北京：人民卫生出版社，2017.

［5］GREG PAYNE，耿培新，梁国立. 人类动作发展概论. 北京：人民教育出版社，2008.

［6］M RHONAD FOLIO，REBECCA R FEWELL. Peabody运动发育量表. 李明，黄真，译. 北京：北京大学医学出版社，2012.

［7］方丰娟，陈国鹏，戚炜颖. 幼儿心理健康评估现状和思考. 心理科学，2006（2）：493-495.

［8］赵小乐. 幼儿心理状况的调查研究. 考试周刊（幼教天地），2016（28）：188.

［9］李甦. 学前儿童心理学. 北京：高等教育出版社，2013.

［10］陈帼眉，冯晓霞，庞丽娟. 学前儿童发展心理学. 3版. 北京：北京师范大学出版社，2020.

［11］张劲松. 学前儿童心理健康指导. 上海：复旦大学出版社，2013.

［12］玛拉·克瑞克维斯基. 多元智能理论与学前儿童能力评价. 李季湄，方钧君，译. 北京：北京师范大学出版社，2015.

［13］霍华德·加德纳. 多元智能新视野. 沈致隆，译. 杭州：浙江人民出版社，2017.

［14］郝和平. 幼儿成长评估手册. 北京：北京大学出版社，2016.

［15］安东尼·L科马罗夫. 哈佛家庭医学全书：儿童健康手册. 李政，译. 合肥：安徽科学技术出版社，2017.

［16］顾明远. 教育大辞典. 增订合编本. 上海：上海教育出版社，1998.

［17］赵丁慧．学龄前儿童（3～6y）学习生活、习惯培养及健康状况调查分析．青岛：青岛大学，2016.

［18］李全华．幼儿园环境创设．3版．杭州：浙江大学出版社，2019.

［19］简楚瑛．幼儿教育与保育的行政与政策：欧美澳篇．上海：华东师范大学出版社，2005.

［20］高景宏，李丽萍，王君，等．气候变化对儿童健康影响的研究进展．中华流行病学杂志，2017，38（6）：832-836.

［21］徐勇，杨鲁静．现代环境污染对儿童健康和生长发育的影响．中国儿童保健杂志，2005（4）：344-346.

［22］JOANNE SORTE，INGE DAESCHEL，CAROLINA AMADOR．儿童安全健康促进方案．徐韬，王硕，译．北京：北京大学医学出版社，2018.

［23］王陇德．健康管理师：基础知识．2版．北京：人民卫生出版社，2019.

［24］何盛明．财经大辞典．北京：中国财政经济出版社，1990.

［25］黎海芪．实用儿童保健学．北京：人民卫生出版社，2016.

［26］江载芳，申昆玲，沈颖．诸福棠实用儿科学．8版．北京：人民卫生出版社，2015.

［27］王卫平，孙锟，常立文．儿科学．9版．北京：人民卫生出版社，2018.

［28］毛萌，江帆．儿童保健学．4版．北京：人民卫生出版社，2020.

［29］陈荣华，赵正言，刘湘云．儿童保健学．5版．南京：江苏凤凰科学技术出版社，2017.

［30］世界卫生组织．儿科常见病诊疗指南．朱翠平，李秋平，封志纯，译．北京：人民卫生出版社，2018.

［31］霍力岩，潘月娟，黄爽．学前教育评价．3版．北京：北京师范大学出版社，2021.

［32］贾芳芳．幼儿心理健康教育的几点思考．新课程（上），2014（2）：34.

［33］洪炜．心理评估．天津：南开大学出版社，2006.

［34］中国营养学会．中国居民膳食营养素参考摄入量：2013版．北京：科学出版社，2014.

［35］辛芝荣．儿童健康管理全书．苏州：古吴轩出版社，2018.

［36］张雅丽，陈淑英，郭荣珍．新编健康评估．上海：复旦大学出版社，2011.

［37］段慧兰．社区：幼儿重要的教育环境．湘潭师范学院学报（社会科学版），

2003（4）：120–121.

［38］李季湄，冯晓霞.《3～6岁儿童学习与发展指南》解读. 北京：人民教育出版社，2013.

［39］李健，姚辉洲. 生活方式对3～6岁幼儿体质影响的研究. 中国学校卫生，2008（5）：458-459.

［40］蒋一方. 0～3岁婴幼儿营养与喂养. 上海：复旦大学出版社，2011.

［41］王东红，王洁. 幼儿卫生保健. 2版. 北京：高等教育出版社，2012.

［42］刘天鹏. 健康管理师培训教材. 北京：人民军医出版社，2006.

［43］张爱华. 卫生部发布中国7岁以下儿童生长发育参照标准. 教育导刊（幼儿教育），2009（10）：63.

［44］王坚红. 学前教育评价. 北京：人民教育出版社，2019.